董泽宏 著

养生智慧解密

《黄帝内经·上古天真论》

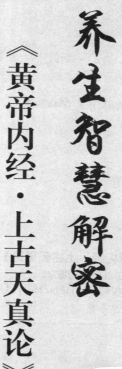

陕西新华出版
陕西科学技术出版社
Shaanxi Science and Technology Press
西安

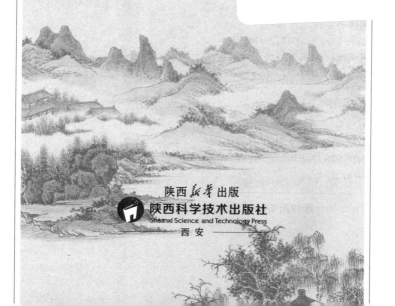

图书在版编目(CIP)数据

养生智慧解密:《黄帝内经·上古天真论》/ 董泽宏著 . – 西安:
陕西科学技术出版社，2023.7
ISBN 978-7-5369-8646-6

Ⅰ.①养… Ⅱ.①董… Ⅲ.①《内经》—通俗读物 ②《素问》—
通俗读物 Ⅳ.① R221-49

中国国家版本馆 CIP 数据核字 (2023) 第 064429 号

养生智慧解密《黄帝内经·上古天真论》
YANGSHENG ZHIHUI JIEMI
HUANGDI NEIJING SHANGGU TIANZHEN LUN

董泽宏　著

责任编辑　郭　妍　付　琨
封面设计　龙　岩

出 版 者　陕西科学技术出版社
　　　　　　西安市曲江新区登高路 1388 号陕西新华出版传媒产业大厦 B 座
　　　　　　电话（029）81205187　传真（029）81205155　邮编 710061
　　　　　　http://www.snstp.com
发 行 者　陕西科学技术出版社
　　　　　　电话（029）81205180　81206809
印　　刷　河北朗祥印刷有限公司
规　　格　787mm×1092mm　16 开本
印　　张　9.25
字　　数　120 千字
版　　次　2023 年 7 月第 1 版
　　　　　　2023 年 7 月第 1 次印刷
书　　号　ISBN 978-7-5369-8646-6
定　　价　69.00 元

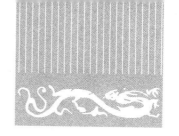

内容提要

　　《黄帝内经·素问·上古天真论》是《黄帝内经·素问》第1篇文章，主要论述养生方面的内容。分析保养真气、寿达百岁、"动作不衰"与不知养生之道"半百而衰"的原因，以及人一生的生长发育过程，强调肾中真元之气对人体的重要作用，列举4种善于养生者能达到的境界垂范后人。"法于阴阳"是本篇总纲领，"和于术数，食饮有节，起居有常，不妄作劳"是分纲领，"恬淡虚无"、保真守神、外避邪气而疾病无从所生，是养生延寿的基本条件。本书以中医药学基础及现代科学理论为指导，结合作者多年的见解及心得，以浅显易懂、方便读者为指则，对书中原文部分按顺序先进行点校，白话译文，再全面、系统地对原文进行评析，并结合原文尽可能简要补充了养心（生）方面的最新进展知识，适合多种文化阶层的读者阅读，也可作为养生保健者的参考书。

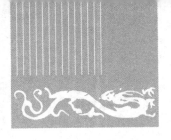

作者简介

　　董泽宏　中国中医科学院（中）医学博士，副主任医师。主编专著《中药现代研究与应用》（任总主编，编写药理部分，学苑出版社1998年出版，获中华中医药学会图书二等奖）；主编《饮食防误300例》（中国中医药出版社1994年出版，独立完成）；主编《饮食精粹》（中国协和医科大学出版社2001年8月出版，独立完成），该4卷书经改、扩充后以《饮食精粹新编》为书名于2019年3月在中国协和医科大学出版社再版；主编《百年北京中医》（化学工业出版社2007年出版）民国时期北平中医部分；主编《药酒祛病205问》（任第二主编，人民军医出版社2011年出版）；主编《足疗祛病100问》（人民军医出版社2014年4月出版）；主编《食疗本草白话评析》3卷（人民军医出版社2015年7月出版，独立完成）；主编《内经密码：望诊探秘》（中国中医药出版社2016年5月出版，独立完成）；主编《自然瘦身小百科》（山西科学技术出版社，2017年6月出版，独立完成）；主编《民国时期北平中医药》（任第二主编，华文出版社2016年9月出版）；主编《养生论白话评析》（中医古籍出版社2020年5月出版）。参与编写专著20余本；发表专业论文60余篇。在《人民日报》《工人日报》《中国青年报》《北京日报》《北京青年报》《中国民航报》等报刊发表科普类文章100余篇，通讯类、文学类文章300余篇，共计2000余万字。

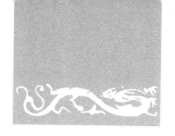

序

　　《养生智慧解密＜黄帝内经·上古天真论＞》经过 3 年反复修改终于完稿了，我是该书第一位读者，读后感触颇多，特为此书写几句话。

　　我是中国第一批研究西医学又长期从事中医的工作者。1976 年，我组建了中国中医科学院（原中医研究院）中国医史文献研究所，担任所长，并发起创办中国医史博物馆。我还担任过原卫生部组织出版的《黄帝内经（影印本）》音像材料总顾问和《中华医史杂志》的主编，也主编了《中医大辞典》等多部国家重要的医史、医学辞书，并主持过多次全国养生会议。

　　作者是我的学生，曾向我谈起他的奋斗经历。幼承家学，酷爱中华传统文化，攻读研究生学位前已熟背《伤寒论》《金匮要略》《难经》，有些注释和附篇也能熟背，还能熟背《黄帝内经》的 182 篇中大部分原文及《十三经》的许多经典原文，在刻苦、勤奋的学习中打下了坚实的中医和文史基础。丰富的知识在 1993 年后喷薄而发，博士在读时已著作等身，是医学行业同龄人中发表和出版文章及专著较多的医学科普作家。2002 年所著的《饮食防误 300 例》全书被抄袭，在法庭上面对抄袭者时，产生了可怜、可气的矛盾心境，遂与对方达成了和解。另外，报纸上发表的科普、文学类文章多被抄袭或不经作者同意转载，有些文章转载时作者名成了别人的名字，这些经历对作者打击较大，曾一度停笔，每提及此事，常郁愤难平。

　　我今年 91 岁，在多年中医理论的研究中成了养生观的受益者。从作者读博时，我便开始与作者不断地谈及我一生的中医研究经验和养生体会，并叮嘱作者："心宽则路宽，体健寿长，学会淡忘，面对未来。"受此影响，作者也成了养生的受益者，几年来，体重减轻十几斤，原来所患的多种疾病随之减轻，收到了较为明显的效果。

皇甫谧一生以著述为业，后得风痹疾，犹手不释卷。作者进入老龄时想到的是，应该把大半生的养生经验留给后人，使更多人受益，又开始了新阶段的笔耕。作者在《饮食精粹新编·前言》中说，"已届'耳顺'之年，'名'和'利'看得淡了，想的多是传授养生之道了"。

作者原来准备将《黄帝内经》前4篇专论养生内容的文章综合为一本书讨论，但4篇各有侧重点，在写作过程中发现需要分析的内容较多，有些问题用简短的文字难以详尽说明，条理结构也难以理清。为了使读者更容易理解，方便阅读，故将原书分为4本书细细剖析，分别论述。该书之难点在评析部分，有时需要综合多家论点分析，有时需要直接提出自己的新论点，属于不同于一般编写的创新性劳动。有些分析，如"虚邪贼风、避之有时"的"时"并非"时时"，食物之"节"，接近中性为佳，适度偏碱，将中西医知识有机契合，"起居有常"包括"动"与"静"等，提出了许多异于别家认识，或前人未释、未明的新观点，读后让人产生耳目一新之感。此书为解析《黄帝内经》论述养生内容4篇文献中的第1本专著，《黄帝内经·四气调神大论·养生观解析》《黄帝内经·金匮真真言论·养生观解析》《黄帝内经·生气通天论·养生观解析》将陆续与读者见面。

如陈年老酒，尘封时间越久，香味越醇厚、绵长。《养生智慧解密＜黄帝内经·上古天真论＞》是作者停笔数年后，继《食疗本草白话评析》《养生论白话评析》后另一卷经典著作评析专书。该书在对经文按原意进行详尽解析的基础上，结合现代科技新知识及自己的经验进行进一步分析，实现了古今认识完美的无缝对接，使晦涩的文字更容易让人理解，复杂的理论变得简单，具有简明易懂、方便实用的特点，值得读者认真阅读，并指导养生实践。

李经纬

2023 年 1 月

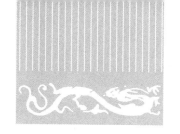

前　言

　　"医之始，本岐黄"。以黄帝、岐伯问答形式成书的《黄帝内经》是中医学的基础，它如同中医学大树的根干，几千年来中医学在这棵大树的根干之上，枝繁叶茂，华叶递荣，快速地发展，对中华民族的繁荣昌盛做出了不可磨灭的突出贡献。《上古天真论》是《黄帝内经》的第 1 篇文章，也是《黄帝内经》全书的总论。

　　本书以"上古天真"名篇为生。"以古鉴今，借古以讽今"是中国文法的一大特点，强调"上古"，是因为"上古"时代的人精神致病因素较少，人们大都注意保全"真气"。《黄帝内经》的创作年代则精神致病因素增多，人们恣意地克伐"真气"，使疾病增多，寿命缩减。"天真"之意是在提醒人们维护真气，真气壮、生命力强才能健康少病，延长寿命。

　　保养"天真"是养护生命（简称"养生"）的根本原则。"法于阴阳，和于术数，食饮有节，起居有常，不妄作劳"，是保护"天真"的纲领，同时也是养生的法则。"恬惔虚无"，外避邪气是养生的具体方法。

　　"男八、女七"的中医理论，是中国历史文献中有关生物钟内容的最早记载，它揭示了人的一般生命规律。"却老而全形"是人类的共同愿望，如何实现这种愿望呢？《上古天真论》列举了 4 类养生者的典范，"真人"标准太高，人们可望而不可即；"至人"标准虽然很高，但通过努力可以达到或接近达到；"圣人""贤人"则是一般人的目标。

　　《上古天真论》中的养生理论是当时人们的养生研究成果。它与新科技支持下的现代医学相比显得落后许多。就像地球永远围绕太阳公转，虽然社会发生着日新月异的变化，但有些规律性的理论亘古不变。推陈出新是推动社会发展的内在动力，但推陈不是弃陈，"九斤老太""一代不如一代"的观点不可取，对前人的观点全盘否定的态度也应当摒弃。现代社会状态较《上古天真论》成文时代发生了根本变化，科学技术的更新让人瞠目结舌，人均寿命已较旧中国时代成倍增长，很大部分得益于科技的进步。纳米、量子、人工智能技术的出现解决了很多医学难题，有些不治之症将来可能通过现代科技手段得到解决。纵使基因技术能改变根本，但解决的只是部分问题。经过千百年用生命代价凝结成的养生理论结晶，强调解决内因、根本，有着顽强的生命力，永远值得学习和借鉴。

《上古天真论》的养生观正被越来越多的现代科学研究所证实：人的寿命长短是由染色体两端的端粒所决定。端粒缩短速度加快，则人的衰老速度变快。坚持按《上古天真论》提出的理论养生，端粒缩短速度便会减缓，人的生命期限则会相应延长。被唐代誉为"孙真人"的孙思邈寿达 142 岁，其有影响的弟子孟诜也达 93 岁高龄。中华人民共和国十大长寿老人中，2019 年仍然健在的新疆老人阿丽米罕·色依提已经 133 岁，他是"气从以顺，各从其欲，皆得所愿"的新时代代表，事实雄辩地证明这些理论的实用性和正确性。

社会发展过程中总会伴随一些"副产品"的出现：由于空气质量下降，"清风朗月不用一钱买"的时代一去不复返了。化学、塑料制品不仅污染了陆地还波及了海洋。垃圾食品充斥于食品店、餐桌……

养生的根本宗旨虽然不变，而老瓶装新酒也要结构微调。新科技爆发式的更替、食物丰富多样、文化产品增多、精神生活丰富，给"和于术数"及"饮食有节，起居有常"增添了新内容，评析部分必须与时代的脉搏一起跳动。《上古天真论》一书重在结合现代人的生活和科技知识如抽丝剥茧般地进行逐层分析，指导现代人的养生，使其"古为今用"。

《上古天真论》所指养生对象是"钟鸣鼎食之家"或"诗书簪缨之族"，而啼饥号寒的贫民首先要解决的是温饱问题，在苟延残喘中即使患病也无钱诊治，更无暇、无力顾及养生。随着现代社会发展，人们生活条件普遍得到改善，体力劳动量呈几何级数递减，一般家庭也达到或超出以前富贵之家，甚至皇族的标准，如果古时的皇帝在九泉之下有知，也会发出呐喊："真想再活几百年！"另外，《上古天真论》时代的"以酒为浆，以妄为常"现象已进入寻常百姓家，"醉以入房，以欲竭其精，以耗散其真"者也并不少见，故《上古天真论》的养生观具有较强的现实指导意义。

前人反复地告诫人们："美好者，不祥之器也！""出舆入辇，命曰蹶痿之机；洞房清宫，命曰寒热之媒；皓齿蛾眉，命曰伐性之斧；甘脆肥脓，命曰腐肠之药。""嗜欲无穷，而忧患不止。"有些看起来美好的东西实际也有潜在的危险。"三高症"等富贵病即为物质生活过于丰富的反映，心脑血管疾病的增多既有饮食结构变化的因素，也是体力劳动急剧减少带来的结果。孔子曰："君子食无求饱，居无求安。"养生者应自觉要求自己，经常让"肠胃过个星期天"，人为地耐受几分饥和寒，适度地返璞归真，时刻注意"放飞一下心情"。"美其食，任其服，乐其俗，高下不相慕"与天地万物混为一体，与周围环境群体交融，心情愉悦，远离疾病，佑护生命。

需要特别说明的是，文中尊古斥今的论点只是文法对比的需要，如《长恨歌》中的事明明发生在唐代，却用"汉皇"。此外，5岁儿童患了脑血栓，20几岁死于心脑疾病者也多见报道。养生不仅适于老年，也应引起大众的重视。

《史记·报任少卿书》曰："修身者智之府也。"人之一生，生命健康最重。"愚昧比贫穷更可怕"，缺乏养生知识的愚昧是最严重的愚昧。《左传·新序·杂事》曰："皮之不存，毛将焉附！"青少年缺乏健康身体支柱，纵有冲九霄之志，也只能悲壮而已。老年人没有健康的身体，会给自己带来痛苦，给社会造成负担，给亲朋造成麻烦。

《上古天真论》成文至今，其养生理论影响了后世几千年，本书通过解析让原文以全新面貌，尽可能全方位、多角度地展示于世人面前，加深人们的理解。《龟虽寿》有曰："养怡之福，可得永年。"愿与读此者书者共勉，共同向养生的第1目标"天年"迈进，接着奔向120岁的第2目标！

董泽宏

2022年12月于北京

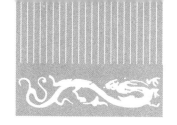

编写说明

　　一、书中所选《黄帝内经·素问》中的《上古天真论》原文以南京中医学院（现为南京中医药大学）医经教研组编著、上海科学技术出版社、1981年10月第2版第3次印刷卷《黄帝内经·素问译释》为蓝本，根据作者自己的认识对参考译文及注释部分重新编写或改动。

　　二、编写中对《黄帝内经·素问》中的第1篇《上古天真论》按"原文""白话译文""名词解析""评析"顺序依次进行编写，编写的重点在"评析"部分。目的是将难以理解的原文通俗化，"评析"部分层层展开，尽可能详细全面。

　　三、为了便于读者理解，引用的其他古籍文献、引文除较容易理解的内容外，均在引用的原文括号内加上译文。

　　四、阴阳是世间一切事物的总纲领，涵盖了宇宙间的最基本要素和作用。"法于阴阳"是养护生命的根本，与"和于术数，饮食有节，起居有常，不妄作劳"均是养生的纲领，故详细讨论。但"法于阴阳"内容过于繁多，故在《十论阴阳简化医》一书专门论述，本书只摘取书中第一章的部分内容。"术数"是本书的难点之一，起源于《河图》《洛书》，早期应用中与阴阳、八卦、干支理论联系紧密，本书只作简单介绍，其他内容则在《十论阴阳简化医》中详细讨论。

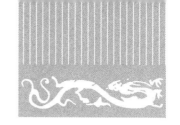

目　录

第一部分
"皆度百岁"与"半百而衰"者的特点

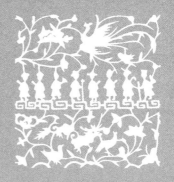

【原文】

昔在黄帝[1]，生[2]而神灵，弱[3]而能言，幼[4]而徇齐[5]，长[6]而敦敏[7]，成[8]而登天。

乃问于天师[9]曰：余闻上古[10]之人，春秋皆度百岁，而动作不衰；今时之人，年半百而动作皆衰者，时世异耶？人将失之耶？

岐伯[11]对曰：上古之人，其知道[12]者，法于阴阳，和于术数，食饮有节，起居有常，不妄作劳，故能形与神俱，而尽终其天年[13]，度百岁乃去。

今时之人不然也，以酒为浆[14]，以妄为常[15]，醉以入房，以欲竭其精，以耗散其真，不知持满，不时御神，务快其心，逆于生乐，起居无节，故半百而衰也。

【白话译文】

人们传说黄帝出生便十分聪明，很小的时候就善于言谈，幼年的时候就对周围事物领会得很快，长大之后，为人厚道，反应极其敏锐，及至成年的时候，登上了天子之位。

他尊敬地向岐伯问道：我听说很早以前的人，年龄都能超过百岁，而且动作也不显得衰老。现在的人，年龄刚到50岁，动作就显得衰弱无力了，这是因为时代不同所造成的呢，还是因为现在的人们不会养生所造成的呢？

岐伯回答：远古时代那些懂得养生道理的人，能够取法于天地阴阳自然变化的道理并适应自然界的各种变化、调和养生的各种方法，使这些都能达到标准。他们对日常饮食时时注意节制，作息具有一定的规律性，既不做过分消耗精力的活动，又避免过度的房事，所以能够身体健壮，精神饱满。神与体二者协调统一，故能生活到天赋的自然年龄，超过百岁才离开人世。

现在的人就不像远古时代的人这样爱护生命了。他们把酒当水浆无度地滥饮，把反常过度、耗散精力的生活变成了习惯。醉酒后进行房事活动，因恣情放纵地从事满足欲望的活动而使体内的阴精竭绝，因满足自己的嗜好而使真气耗散，不知道谨慎地保持精气的充沛，不善于统驭精神，而专求于心情的一时愉悦，违逆人生的乐趣，起居作息都毫无规律，所以到50岁左右的年龄就衰老了。

【名词解析】

「1」黄帝

远古时期华夏部落联盟的首领，五帝之首，和炎帝共被尊为华夏（"华""夏"两字上古同音，本一字，相互通用，可单称"华"或"夏"）族"人文初祖"。黄帝为少典之子，本姓公孙，后改姬姓。居轩辕之丘，号轩辕氏，又故称姬轩辕。建都于龙图腾的有熊部落，亦称有熊氏。有熊部落地处中原，土为黄色，中原属土，因姬轩辕及他所属的部落有土德之瑞，故尊统领中原地区部落首领称黄帝。

「2」生

此指小儿出生至1岁时段，包括新生儿期（脐带结扎到28天这段时间）。刚生下来的小儿只会哭，有不自主的吮吸本能，3个月会发出笑声。小儿的笑一般分为自主和不自主两种。刚出生时的笑是一种表情肌的运动，属于没有外因引发；天生自然的笑，约3个月时，家长引逗发出的笑会笑出声，是自主的笑。

「3」弱

弱指与成人相对而言，年龄较小，各部组织均在发育阶段故称为"弱"。古文所说的弱小，是指青少年。

一般而言，儿童的年龄段很长，从初生至18岁前都属于儿童期。根据心理发展的特点，把儿童生理发展划分为：乳儿期（初生至1岁）、婴儿期（1～3岁）、学前期或幼儿期（3～6岁）、学龄初期（6～12岁）、学龄中期或少年期（12～15岁）、学龄晚期或青年期（15～18岁）。儿童文学里将儿童划分为5个年龄阶段：婴儿期（1～3岁），幼儿期（3～6岁），童年期（6～12岁），少年期（12～15岁），少年后期（15～18岁）。

婴儿在1～3岁的阶段，身心发生了两方面的变化：①学会随意地独立行走和准确地用手玩弄或操纵简单的细小物体，并在此基础上产生了较简单的游戏、学习和自我服务等活动；②迅速发展了语言，能够自由地运用语言与人交往，并能通过语言对自己的行为和心理活动进行初步的调节。

本文的弱指1～3岁的阶段。

「4」幼

现代一般指学前期更早的时段（3～6岁），本文指3周岁后，18岁以前的阶段。

「5」洵齐

疾速。引申指敏慧。洵，通"迅"。《史记·五帝本纪》曰："黄帝者，少典之子，姓公孙，名曰轩辕。生而神灵，弱而能言，幼而洵齐，长而敦敏，成而聪明。"魏晋南北朝裴骃在《史记集解》中曰："洵，疾；齐，速也。言圣德幼而疾速也。"

「6」长

古时男子20岁行冠礼，表示已长大成人，本文指18岁以后，20岁以前这一时段。

「7」敦敏

敦，原指古代盛黍稷的器具，因其器厚实，引申为厚道，笃厚。敏，迅速，灵敏，还指敏捷，敏感，敏锐，聪敏。

「8」成

经书记载，按礼制男子20岁才可行冠礼，然周时天子诸侯为早日执掌国政，多提早行礼。传说周文王12岁而冠，成王15岁而冠。

周时还规定，贵族女子在订婚（许嫁）以后出嫁之前行笄礼。一般在 15 岁举行笄礼，如果一直待嫁未许人，则年龄至 20 岁举行。

「9」天师

古代对有道术者的尊称，本文指黄帝对岐伯的尊称。

现多指"正一道"即"天师道"的天师。"正一道"由张道陵创立，后世称张道陵为"（祖）天师"，其子张衡为"嗣师"，其孙张鲁为"系师"，共曰"三师"。其传人为其子孙世袭，后皆称为"天师"。因张道陵创立"天师道"，后世称张道陵及其子孙为"张天师"。

元代以前，天师尊号一直是张道陵子孙自称以及民间的称呼，从未被官方正式认可。从元世祖忽必烈开始，官方方面正式承认"天师"的尊号。张天师开始总领江南道教，并在元代中后期，各种符箓道派都集合在周围，形成正一道。在科技不发达的时代，大部分人认为，因天师的某些道术可以驱邪逐鬼赶妖，常有掌握某些道术的人借"天师"威名招摇撞骗，非法谋取财物。

「10」上古

上古和中古的分界有两种观点：一种观点是根据《中国通史》将上古和中古的划分以秦皇朝为界，即先秦是上古，中古就是清朝 1840 年以前直至秦皇朝时期。另一种观点是以欧洲的奴隶制衰亡（公元 476 年）为标志，公元 476 年以前为上古，之后是中古。中国通常以第 1 种观点为宗。本文的上古指公元 5000 年以前的时代，较《中国通史》所说的上古时代早出许多年，实际指的是五帝时代。因为上古时代没有直接的文字记载，发生的事件或人物一般无法直接考证，黄帝、炎帝等均为后世的借名。

「11」岐伯

上古时期最有声望的医学家，精于医术脉理，后世尊称为"华夏中医始祖"。关于岐伯的籍贯主要有 3 种说法，即陕西岐山、甘肃庆阳、四川盐亭。由于岐伯所处年代过于久远，缺乏文字记载，故除医术外，其他内容仅能作为参考。

《黄帝内经》中的黄帝、岐伯均为假借之名，以黄帝询问、岐伯作答的形式阐述医学理论。因《黄帝内经》是中国传统医学四大经典著作之一，故中国传统医学多称"岐黄之术"。

「12」道

道，原意为路，引申方向、途径，各种事物皆要经过一定途径产生。王冰在《黄帝内经·素问》中曰"未尝有行不由径，出不由户者也"。"道"是万事万物的运行轨道或行迹，有形的"物质"、思虑的"精神"、理性的"规律"及无形无象、至虚至灵的各种现象等都从道中而来，"道"不生不灭，无所不包，亘古不变，是事物变化、运动的源头。

"道"的概念由老子提出。《道德经》载："道生一，一生二，二生三，三生万物。""一"为混沌的元气；"二"为一分化出的阴、阳；"三"为阴阳分化出的天、地、人；天、地、人运动产生世间万物。"三生万物"本源于"道"，"道"生成了万物，又内涵于万物之中，万事万物殊途同归，都通向了"道"。这是"道"的本义。

老子的《道德经》分《道经》《德经》两部分。原文上篇《德经》、下篇《道经》，后人改为《道经》在前，《德经》在后。《道经》述"道"，也论述个体修行，即修道的方法；《德经》论述修"道"者所应必备的特殊的世界观、方法论以及为人处世之方法。"道"与"德"相辅相成，互为基础，明"道"、懂事理才能更好地修"德"以存"德"，没有"德"的基础也难以修好"道"。

孔子的"道"与老子所论的"道"有所不同。孔子的"道"具体化了，范围主要体现在"仁"，后世习称"仁道"。有学者认为，"道是仁之体，仁是道之用"。《论语》中曰："志于道，据于德，依于仁，游于艺。""朝闻道，夕死可矣！"曾子曰："夫子之道，忠恕而已矣！"

因为阴阳是"道"总根源下分出的首个分支，"道"又过于笼统，故阴阳常作为分析事物说理的工具或方法，有时也把阴阳当作"道"论。《素问》中的《阴阳应象大论》篇曰："阴阳者，天地之道也，万物之纲纪，变化之父母，生杀之本始，神明之府也，治病必求于本。"

"道"在现代日常生活中指谈论某一具体事物，口语中有"你知道吗？"回答为"知道"或"不知道"。本文的"道"结合下文分析为养生之道。

「13」天年

古代人认为，人生于地，受命于天，故上天赋予人的正常寿命称为天年，即人在保持身体各器官都在健康状态下自然的寿命。古代养生家、医家认为天年的期限在 100～120 岁。《尚书》中的《洪范》篇载："寿、百二十岁也。"《养身论》载："上寿百二十，古今所同。"现代学者认为："如果一个人既未患过疾病，又未遭到外源性因素的不良作用，则单纯性高龄老人要到 120 岁才出现生理性死亡。"

「14」以酒为浆

"浆"为形声字，本义为较浓厚液体。其义一直保持至今，如豆浆、煮面条或米的汤水为浆水，又称为面汤或米汤。"浆"也指古代的一种微酸的液体。《三国志》中的《诸葛亮传》篇中的"箪食壶浆"即是此浆。浆与酒虽然同为饮品，但浆对人体基本无不良刺激，作饮品的酸浆还有解渴、促进食欲作用，面浆也有消食作用。俗语有"原汤化原食"之说，两者均可以多饮、常饮。酒则刺激作用明显，需要节制而少饮。如果将酒像面浆、米浆或酸浆一样饮用，则必然会损害健康，扰乱神志，进而缩短寿命。

「15」以妄为常

"妄"为形声字，原义指育龄人口中男女比例严重失调，男多女少。引申为育龄男子行为狂乱，进一步引申为乱。

日常生活中应自觉遵守各种规律，行为方式不超过人体所能承受的调节限度，如果勉强做超越极限的事情，把极端行为当成正常，日久必然会对身体造成严重损害，继发各种疾病，进而促进早衰，减少寿命。本段指将"醉以入房，以欲竭其精，以耗散其真，不知持满，不时御神，务快其心，逆于生乐，起居无节"的行为当成寻常事而做。

【评析】

　　文章第 1 部分以对比法论述了"上古之人"与"今时之人"的养生观。由于"上古之人"遵守"法于阴阳，和于术数，食饮有节，起居有常，不妄作劳"的养生法则，结果"春秋皆度百岁，而动作不衰"；"今时之人"则违背这些法则，故"年半百而动作皆衰"，不是"时世异"的缘故，是人的养生方法不当所致的。

　　养生法则中"法于阴阳"是养生的总则。"和于术数，食饮有节，起居有常，不妄作劳"由"法于阴阳"总则所派生，几者共同组成养生纲领，这是亘古不变的法则。

一、法于阴阳是养生的根本

（一）阴阳的基本作用

　　阴阳学说起源于三皇五帝时期，《汉书·艺文志》曰："阴阳家者流，盖出于羲和之官。敬顺昊天，历象日月星辰，敬授民时，此其所长也。"（其文意为：阴阳家这个学派，大概出于古代掌管天文的官员。他们尊重大地，顺从上天，用历象来记录日月星辰的运行，敬重地教导人民按照天时祭祀、耕种，这就是他们的长处。）《汉书·艺文志》又曰："儒家者流，盖出于司徒之官。助人君，顺阴阳，明教化者也。"（其文意为：儒家这个流派，大概出自古代的司徒官。他们帮助国君顺应自然界的阴阳变化，并对人进行教育感化。）

　　随着时代的发展，阴阳学说越来越受到重视，中医学者把它作为一种将世间万物归类说理的工具。《素问·阴阳应象大论》曰："阴阳者，天地之道也，万物之纲纪，变化之父母，生杀之本始，神明之府也。"（其文意为：阴阳是宇宙间的一般规律，是一切事物的纲纪，是万物变化的起源，是生长毁灭的根本，有很多道理包含在其中。）

　　《素问·阴阳离合论》曰："阴阳者，数之可十，推之可百。数之可千，推之可万。万之大，不可胜数，然其要一也。"（其文意为：宇宙间的一切事物和现象，都可以用阴阳代表说明，如用阴阳推演，则可由十到百，由百到千，由千到万，难以穷尽，尽管事物的变化多种多样不能一一罗列，但总离不开阴阳对立、统一这一基本原则。）关于阴阳的重要性，《素问·四气调神大论篇》曰："从阴阳则生，逆之则死，从之则治，逆之则乱。"

（二）动、植物顺应阴阳变化属性各有不同

1. 由植物地下、地上之别分出阴阳属性

地、水、火、风是组成世界的四大元素，按阴阳分类，地、水属阴，风、火属阳，阳热弱阴寒盛则裂地凌冰，阳热盛阴寒弱则江河奔腾。动、植物对阴阳变化反应比较明显。按植物生长过程而论，地上生物属阳，地下属阴。《素问·阴阳离合论》曰："天覆地载，万物方生，未出地者，命曰阴处，名曰阴中之阴，则出地者，命曰阴中之阳。"（其文意为：由于天的覆盖、地的承载，万物才得以出生。未出地面者，因居于阴处故称阴中之阴；已出地面者，地面虽称为阳，但有一半在地下故为阴中之阳。）

《景岳全书·传忠录》中的《寒热篇》曰："寒热者，阴阳之化也。"（其文意为：寒和热是阴与阳所转化生成的现象。）如果按寒热区分，生长在地下的根类萝卜含水分较多，产生热量较少，属阴；山药、白薯含淀粉多，产生热量高，属阳。地上部分花和叶类能起发散作用者多属阳，根茎部分多属阴。

2. 阴阳变化决定植物的长势和形状

中药明确标明各味药的阴阳属性，食物也分阴阳，各有不同食性。

植物生长过程中由于接受阳光的不同，对阴阳本质也有明显影响。向日葵花在一日中会随着太阳升起下落的方位移动，如歌词中有"葵花朵朵向太阳"名句。民俗中有"房前屋后，种瓜种豆"之谚语。一般地，阳面植物明显比阴面植物长势苗壮，故大多房前瓜和豆接受阳光强，长势比房后的好。但也有少数植物如苦瓜，阴面长势比阳面长势苗壮，因苦瓜属寒，阴气较重更利于生长；蛇豆在阴面接受较少的阳光也能苗壮成长；俗名猪牙草的扁蓄主要生长于田野、路旁、荒地及河边，其中水塘、河边的扁蓄长势最为旺盛。

同一树木中各个剖面因接受阳光的多少不一，长势也不尽相同。树的阳面接受阳光多而生长旺盛；阴面接受阳光较少则生长较差。向阳面树木枝干粗壮，枝叶生长茂盛，树皮分裂较旺盛；向阴面则长势相对为差，树皮分裂度也弱。

有经验的人在阴雨天或夜晚迷失方向时常会借助树木的长势、树干表皮的粗糙程度、枝叶的疏密程度辨别方向。选择树皮类入药时，向阳面或阳坡者医用效果较佳。古医书中有"取东南边高枝"之说，意思是说，东南边高枝在整树中得天阳之气最多。

在寒冷季节，鸟类也常栖于东南边的树枝上。早春乍暖还寒之时，常有"几处早莺争暖树"的画面。此暖树即为向阳树木向阳一面的树枝，鸟栖向阳树枝是因接受阳光较多，如人们常在冬日找光照充足的地方取暖一样，俗语称为"晒暖"，向阳的树枝也先于阴面的树枝变绿长叶。

3. 阳光照射影响瓜果之味

《饮食精粹·前言》中说："下枝石榴上枝梨，种瓜吃瓜选沙地。阳坡水果营养富，圈养不如散养鸡。"石榴虽然属水果，其性属阳，但细粒中粒粒皆有核实，接受阴气为多，故下枝果良，甜度明显优于上枝所结石榴。梨为阴果，需要多吸收阳光而加速糖分聚合，故高高在上的梨子最大、最甜。

新疆地区昼夜温差大，日照时间长，适宜于糖分的聚合。故该地瓜果类糖分多，甜度高，营养丰富，远较内地水果为佳。按阴阳理论分析则为阴阳间巨大变化产生的奇异效果。

向阳坡的瓜果类接受阳光较多，糖分也较阴坡瓜果为多，沙地瓜果又受土地质量的影响，土质松软，阳光带来的阳热之气较黏土层更容易渗入，沙土地生长的瓜果甜度也较其他类土地的瓜果糖分为多。

"歪瓜裂枣"按外部长相划分应属阴阳分配不均的次品类，但瓜果歪斜的部分似属营养缺失一块，其实营养成分仍保留在果体内，余下的部分按单位容积计算营养更为丰富，瓜果味更为浓重。

4.阴阳变化决定动物的阴阳属性

动属阳，运动是产生阳热之气极为有效的方法。散养的鸡活动强度远较圈养的鸡强度大，常活动的鸡营养聚合远较圈养鸡为佳。在散养过程中食物种类繁杂，还包括部分营养丰富的虫类食物，故散养鸡营养成分和口感远较圈养鸡好。

水为至阴之品，地面生物属阳。水中动、植物的阴气较多，故能在至阴之地生存的生物长年处在至阴环境中，属阴寒类生物。但按寒热之性区分，淡水植物如菱角、莲藕大多属阴，海水植物如海带、海白菜、紫菜皆属阴性。动物类则不同，龟壳、贝壳属阴，如中医学者认为，龟甲处至阴之地得阴气最全，动物体内肉质因处至阴之地，生物生存下去既要从属阴的水中吸收营养，又要抵御水的阴寒之气，故大都属阳。海洋远较河流、湖泊深广，海水的阴寒之性本应较陆地上的水更甚，但自然界生物也遵循盛极而复的原则，海洋生物既要抵御深水的压力，还受高盐渗透压的影响，因而，海洋的鱼类，如带鱼、平鱼均长成扁平样，体内储备比江河和湖泊中生物更多的能量，故阳热性很强，海马是典型的强力补阳之品。现代科学认为，海洋类生物含有比江河湖泊中的生物更多的蛋白质，能提供给食用者大量的热量。

鹿是陆地上善于奔跑的动物，属阳，鹿血、鹿肉皆属阳热之品。鹿茸、鹿角长在鹿的头顶部位，位置属阳位，为阳中之阳，故中医认为"得阳气最全"。羊、狗奔跑能力较强，羊肉、狗肉为阳热之品。猪喜卧而懒动，所以猪肉属阴寒性，大部分动作缓慢的动物均属阴寒性。野生、善于奔跑的虎、豹、豺、狼等动物的肉均属阳热性。虽然羚羊奔跑能力很强，但羚羊角阴寒之性很强，这又属特殊现象。

阴主静，水中生物符合基础代谢率低（血压低、体温低、心跳慢等）的长寿基本条件，故水中生物寿命普遍比陆地生物寿命长。水中动物，如乌龟较其他动物的生命周期明显长，正如曹操在《龟虽寿》

曰："神龟虽寿，犹有竟时。"（其诗意为：神龟的寿命即使十分长久，但也有生命终结的时候。）人若降低基础代谢率也能延长寿命。另外，长期坚持游泳的人基础体温会稍有降低，故游泳有降低基础代谢和锻炼身体的双重作用。

海洋动物在蛋白质等营养成分含量明显较陆地水产为高，甚至高出几倍，《食疗本草白话评析》中说："水产最优产自海上。"海洋动物一旦离开海洋，体内的营养成分马上改变，如海洋内的鱼虾一入淡水之中，蛋白质迅速降低，营养和口味都会发生改变。为了保持海洋生物既鲜活又不使营养成分丢失，人们常将这些海洋生物放入加注海水的容器中运送。

（三）人体随阴阳变化保持良好的平衡状态

人生长的形态与阴阳变化相对应。人形形色色，长相完全一致的一对也找不到，但按阴阳分类只有两类人。《黄帝内经》将人的类型粗分为太阳型、少阳型、太阴型、少阴型、阴阳平衡型 5 类，按阴阳不同的特征结合五行细分为 25 类。这种分类方法起到了以简驭繁的作用。虽然人的类型众多，但人体各部分的机能会顺应阴阳变化随时做出相应的改变，并保持良好的平衡状态。

1. 气色阴阳变化

气色是肉眼可直接观察到的人体阴阳变化，喜形、悲形能见于色，这是心理活动的部分。喜色属阳色，悲色则属阴色。人体脏脏组织机能的各种细微变化都从气色中表现出来，一般地，黄、赤属阳热，青、黑属阴寒。中医四诊中，"望"为首诊。有经验的医生通过气色的变化不但可判断疾病的性质，还能见微知著，推测疾病的发展和预后。

2. 血液流动阴阳变化

冷热变化是阴阳变化的最典型变化。天气温热时，人体血管舒张，血管内血液流动速度加快，皮肤肌肉松弛，汗孔开张。天气寒冷时，血管收缩，血管内血液流动减慢，皮肤肌肉收缩，汗孔闭合。《素问·离合真邪论》曰："天地温和，则经水安静；天寒地冻，则经水凝泣；天暑地热，则经水沸溢；卒风暴起，则经水波涌而陇起。"（其文意为：天气温和时，则江河的水流安静、平稳；天气寒冷时，则水结冰、地冻实，江河的水凝滞不流；天气酷热时，则江河的水沸腾、洋溢；暴风骤起的时候，江河波涛汹涌。）

随着阴寒阳热转换血液流动、肌肉皮肤收缩舒张、汗孔闭合、开放等的变化，人的心率、脉搏、体温、血压、气色等发生着相应变化，几千年前中医已将这些特征作为诊查健康和疾病的主要依据。

3. 脉搏心跳阴阳变化

心脏是血液的压力泵，血脉是血液运行的道路，心脏与脉搏跳动的频率基本一致。古时条件所限，较少运用心脏跳动的频率变化诊查健康与疾病，肢体远端的某些部位脉率变化比较方便检查，故经常使用。《黄帝内经·素问》中的《三部九候》记载了"三部九候"诊脉法。"三部九候"即按切全身动脉以体察经络、气血运行的诊断健康与疾病的方法，把人体头部、上肢、下肢分成三部，每部各有上、中、下三处动脉，在这些部位诊脉，如果哪个部位的脉象出现独大、独小、独迟、独数，即表示该脏气有寒热虚实的变化。《难经》第十八难载：寸口脉分寸、关、尺三部，每部各以轻、中、重的指力相应分为浮、中、沉三候，共为九候。三部九候诊法是中医通用的诊脉方法。寸口脉部位三部九候各种细微变化都与阴阳变化相对应。

现代医学已用各种现代科技手段诊察心脏形态及跳动频率的变化。患有阳热疾病，体格强壮（阳性特征明显）者心脏跳动有力，速率也较快；患有阴寒疾病，体质虚弱（偏阴性特征）者心脏跳动低弱，速率也慢。

4. 体温阴阳变化

人体温度是体内阴阳变化的直接反应。测体温是检查重症患者的重要方法，住院病人测体温时还要画出体温曲线。古时测体温主要通过用手切按病人肌肤的感觉，切按的部位主要是额头和手臂部，这种原始的测定方法只能测知体温的高低，不能测知具体度数。随着现代科技的发展，不但能通过体温计测得体温的具体度数，还能通过测定部位的改变使得测定更为准确。

（1）不同季节体温的变化。

四季体温的相对恒定说明阴阳的平衡。虽然四季冷热不断变化，但人体的体温却不会出现大的差异。当外界温度发生改变时，通过皮肤的温、冷觉感受器的刺激，将温度变化的信息沿躯体传入神经再经脊髓到达下丘脑的体温调节中枢。

在炎热的夏季，人体受外热的刺激，肌肉、皮肤等组织将接受的炎热信号传递给丘脑下部体温识别中枢，使皮肤血管延展、舒松，肌肉紧张度降低，汗腺分泌量增加，排汗量增加，呼吸加快，加强散热，又使甲状腺素分泌量减少，肝脏代谢功能减弱，从而减弱了体内产热功能。

而天气寒冷的冬季，人体外部组织将接收到的寒冷信息传递给丘脑下部的体温调节中枢，使散热量减少，体内产热过程力度加强。皮肤温度感受器兴奋主要调节皮肤血管舒张收缩活动和血流量；而深部温度改变则主要调节发汗和骨骼肌的活动。通过上述的复杂调节过程，机体在外界温度改变时也能维持体温相对稳定。

（2）一天之中体温的变化。

实际生活中，体温在相对的恒定中也随着阴阳的变化发生着细微的变化。一昼夜之中，人体体温呈现周期性的波动。《素问·生气通天论》曰："故阳气者，一日而主外，平旦人气生，日中而阳气隆，日西而阳气已虚，气门乃闭。"《灵枢·顺气一日分四时》曰："以一日分为四时，朝则为春，日中为夏，日入为秋，夜半为冬。"夜12点，即子时（23～1时）正中时间为体内阴气盛极而衰，阳气升发交接点。此时，人体阳气虽然逐渐升发但又如幼苗还非常弱小。此段时间正是人沉睡的时间，故1～6时人体体温出现最低值，此后随着阳气上升，体温逐渐升高。12时即午时（11～13时），也是正中时点，为体内阳气盛极而衰、阴气升发的交接点，人体阴气虽然开始升发，但初升的阴气又非常微弱，此时是人体的各种活动较多的时间，故 13 ～ 18 时体温最高，此后随着阴气的上升体温逐渐降低。如果画出 24 小时体温曲线图，谷底为 2 ～ 4 时，峰顶在 14 ～ 16 时。虽然体温变化与阴阳升降保持一致，但受人体阴阳升降及阴阳平衡的自我调节作用的影响，一天波动的幅度一般不超过 1℃。人们将体温的这种昼夜周期性波动称为昼夜节律或日节律。测量患者体温通常都在最高和最低的两个时间段，最低值常在清晨 6 时左右测量，这时患者刚从较长时间的睡眠后醒来，此时测的体温又称为基础体温。

（3）不同年龄体温的变化。

体温与年龄、活动程度也有关。婴幼儿为稚阴、稚阳之体，新生儿阳气才开始萌动，体温调节机制发育还不健全，调节体温的能力较差，体温也较低。新生儿的体温还容易受环境和温度的影响而变动，早产儿的变动更为明显，故新生儿的护理非常重要。新生儿随着体质的增强，阳气逐渐升发，体温也逐步升高，儿童期体温也慢慢达到峰值，随后进入相对平稳期。进入中年后体温慢慢降低，故老年人的体温均较低，即使发生了感染性疾病，体温也明显比年轻人低。患了疾病体温升高，是机体防御系统与致病因子抗争的反应，而老年人由于阳气虚弱，抵抗致病因子的能力下降，即使出现发烧症状体温也非常低，医生经常会听到老年患者说"想烧也烧不起来了"。

体温变化也会受到活动量的影响。人体肌肉活动时，代谢明显加强，产热量增加，结果导致体温升高。小儿哭闹是活动量增加的表现之一，小儿哭闹时体温也会相应升高。所以，有经验的临床医生测体温时总是让活动后的成年患者安静一段时间后再进行测试，小儿则尽可能在其停止哭闹后测试。

《灵枢·岁露论》篇曰："人与天地相参也，与日月相应也。"男女中，属阳的男性和属阳的太阳相对应，属阴的女性和属阴的月亮相对应。青年女性如月亮定时圆缺，月经每月来潮一次。女性的体温也会随月经来潮及排卵时间发生细微变化。

5. 血压阴阳变化

（1）一天之中的血压变化波动。

血压是与阴阳变化对应的另一个重要指征。血压是血液流动对动脉血管壁造成的压力，主要受心脏泵血功能、血液黏滞度、血管弹性的影响。体温和血压是人体内部功能的外在表现，均属阳，在属阳的白天随阳气的上升而升高，在属阴的夜晚降低。

正常人的血压昼夜均会出现明显的波动，这种波动随体温变化与阴阳变化而变化，但具体出现的高低时间却不尽相同。夜间（凌晨 1 ～ 2 时）在阴气从盛极到阳气初升时血压最低，清晨觉醒后血压随阳气升发持续上升，起床活动后迅速上升，通常在上午 8 ～ 11 时，阳气升发接近极点时达高峰，随后阳气盛极而衰，阴气逐渐上升，血压也逐渐下降，下午 3 ～ 6 时稍有波动。

按阴阳理论得出，体温与血压出现最低值的时间应该一致。但体温波动不像血压那样明显。血液流速变化很大，动势强，血压波动大，经常会从几毫米汞柱到十几毫米汞柱，甚至高达几十毫米汞柱的波动，体温正常波动仅零点几摄氏度。血压可 24 小时不间断测定，特别是重症高血压及心脑血管患者常测 24 小时动态血压。除婴儿外，测量体温一般不用 24 小时测定法。因血压受阴阳升降波动较体温明显，在阳气升发到顶点时已达到峰值，以后随阴气的上升而下降，体温波动小，所以，常将清晨时测定的基础体温作为最低体温。体温上升也缓慢，阳气上升到顶点时还有滞后效应，因而，在阴气初升的午后才能达到高峰。

（2）血压随运动静止波动。

血压经常波动受多方面因素影响，随属阳活动的增加而增高，随属阴活动的静止状态增多而减弱。在属阳的运动状态时，特别是剧烈运动时，心输出量大增，心脏收缩产生的动能便成为血流总能量而引起血压升高，休息后，血压则会减弱或恢复正常；入睡时，机体大部分活动处于休息状态，新陈代谢减慢，血压也相应下降。心理状态差、情绪低落、疲劳、睡眠质量、吸烟、饮酒和饮咖啡也会引起血压变化。血压还会受到季节、气温和环境的变化，以及检测血压的部位、体位不同的影响。

一般春末至夏季到秋初的这一时间段气温较高，人体的血管呈舒张状态，血液流动较快，血压稍低，服降压药的量可以适当减少，有些轻度患者甚至不需要服药；冬季、初春、晚秋时，人体的血管呈收缩状态，血液流通缓慢，血压较高，服降压药的量增加。这种现象似乎和阴阳学说理论相反，实则和阴阳相应。阳主动，动能强则阳性强，血流快，血流的路径宽阔，血压低是外周血流阻力减少的缘故；阴主静，阴寒盛则血液凝滞，血流变慢，血管壁狭窄，血压高是外周阻力加大所致。

立位或坐位时血液的阻力增加，血压稍高；平卧位时血液流动阻力较小，血压稍低。

（3）血压的特殊波动变化。

由于个体的差异，血压波动也各具特性，特别是高血压患者根据体质及发病因素的不同，波动差异性更为明显。有些高血压患者（阴虚阳亢型）清晨起床时血压特别高，有些高血压病患者（如脾虚湿热内蕴或痰热内蕴型）的血压在下午 3 ～ 5 时出现峰值，有些患者傍晚血压特别高，但都符合白天血压比夜间血压高的特点，夜间血压比白天血压下降的值可达 10% ～ 20%。医学上将这样的血压曲线称为勺型血压。如果夜间血压下降不足 10% 为非勺型血压；夜间血压不降反升则是反勺型血压；夜间血压下降如果超过 20% 为极度勺型血压。高血压患者非勺型较多，老年患者极度勺型的比例也较高，这几型血压出现均属机体内阴阳失衡激素调节失常的反应。

因属阴的夜间活动降低，血压也会较低。午夜睡眠后血压更低，加之血流缓慢，脑组织供血不足，血液中的某些凝血物质，如血小板、纤维蛋白原等也容易黏附在血管内膜上，聚集成凝血块。特别是患有高血压、动脉粥样硬化的老年人，血管内膜粗糙，则更易形成栓子，阻塞脑血管发生脑梗死。高血压服药过量或服错时间（晚间、临睡前服药），使血压降低太多，更容易诱发脑梗死。

按气血理论"左属血、右属气"观点，可理解为气属阳，血属阴，血宜流动，气宜畅达，血需要气推动，气需要血以藏纳，二者相互依存供给全身营养。气轻浮在上需下降，血沉浊在下需上升，故属血的左主升，属阳的右主降，升降相协，保持着人体的阴阳平衡。升降紊乱，气血失调则容易引起血压升高。据研究报道，高血压中风左侧瘫痪患者辨证多为血虚或血瘀；右侧瘫痪患者辨证多为气虚或痰浊阻滞。

健康人双侧肱动脉血压不尽相同，有时二者之差可达 10 ~ 20 毫米汞柱，一般以右上肢肱动脉血压为准。因属血的左侧易滞，人们以右肢活动量较大，故左侧血压常较右侧为低，但若低于右侧 10 毫米汞柱以上要引起警惕，20 毫米汞柱以上要预防中风危险。

熟知各种生物与阴阳相应关系，才能合理运用，以利养护生命。

二、养生其他法则解析

（一）和于术数

"术数"较难理解，许多学者向笔者提出过这个问题。解析"和于术数"应主要注意两点：一是"知""术数"，二是懂得"和"的道理。二者中"知"是前提，只有了解术数才会调和术数。以下仅就两个方面对"和于术数"进行分析。

1. 术和数的区分

"术"与"数"基本意义有所不同。"术"的原意为方法、技巧。技术是各种不同类术的总称，如利用障眼法给观众带来欢乐的魔术表演，古代道士使用的妖术、法术，习武者以强身健体、防御敌人为目的习练的武术，绘画、雕刻、建筑、音乐、文学、舞蹈、戏剧、电影、电子游戏等反映现实的艺术。从医者各种技术统称为医术，手术便是医术中的一个分支。这些虽然和数的联系似乎不甚密切，但都包含一定的数理知识。

"数"，指理数、气数、数字。"术"的意义较多，广义的"术"也包括数。《广雅》曰："数，术也。"无术之数如一潭死水，毫无生息。故"术"与"数"密不可分。在我国古代，"算"指一种竹制的计算器具。"算术"指操作"算"的技术，也泛指当时与计算有关的一切数学知识。有人认为，算术与数学不同，算术只涉及数的运算，而数学传统上包括3个部分：代数、解析与几何，研究形状、排列和数量。但严格意义上的数学还是算术的延伸。

（1）术源于数。

如果"术""数"同论，"术（方法）"源于数字，没有数字则没有术（方法），术数中的"数"应在"术"之前，正确的称法应该叫"数术"，"术数"只是人们的习惯称法。

数字是人类最初从动物界分离出来而转变成为人的重要标志之一。数字的出现使人类意识到了自身的智慧和聪明，并为进一步开发智慧奠定了基础。没有数字，万事万物均处于混乱和无序中，就像堆放的物体一样，人们只有大与小体积的概念，不知道具体的数量。人类从形成时就开始崇拜数字，这是世界上各个民族在文化启蒙阶段的共同特征。中国在有文字发明前先祖用结绳记事，以绳结多少记述事件发生的次数。

（2）"一"是派生所有数字的本源。

所有数字中，"一"是生成变化的本源，可生成百、千、万等更多数字。老子认为，连"一"的数字也是"道"派生出来的。《道德经》第四十二章曰："道生一，一生二，二生三，三生万物。"这是讲"道"之理，认为"道"是独一无二的事物现象。

任何数字的运用都可称为术数。数字不能再分的最小基数便是"一"。宇宙由浑然一体的气体（元气）形成，即太极状态，这是大"一"。唐颖达在《周易正义》中曰："太极谓天地未分之前，元气混而为一。"《易纬·乾凿度》认为"有形生于无形"，无形一体之元气慢慢聚合分化成形形色色、各种各样物体。《易传》曰："易有太极，是生两仪。两仪生四象,四象生八卦。"两仪指阴阳,四象指少阳、老阳、少阴、老阴,八卦中的每卦再分为八个分卦,细分成六十四卦,判卦就是根据六十四卦不同的组合及变化解释世间发生的一切现象。这些都是"一"这个原生数派生出来的。

（3）术数早期的应用即源于"河图洛书"说。

八卦是8个数字的不同图像的符号,现在人们看到的太极图中带有阴阳鱼的为阴阳太极图,另一幅带八卦符号者为太极八卦图,这是8个数字组成的图像数字群体。

八卦分成先天八卦和后天八卦。先天八卦来自"河图",又名"伏羲八卦";后天八卦来自"洛书",又名"文王八卦"。古人认为八卦具有神奇的作用,许多古往今来的现象都可通过八卦的推演得到,上至帝王,下至平民百姓,都喜爱用八卦这种工具预测将要发生的事件,这便是术数早期的具体运用。

因上古的人们应用较多的八卦源于"河图洛书",故有人认为术数起源于"河图洛书"。实际上,术数应该起源于数字技术开始应用的更早时期,有人类起就应该有术数,"河图洛书"则属较复杂的术数。

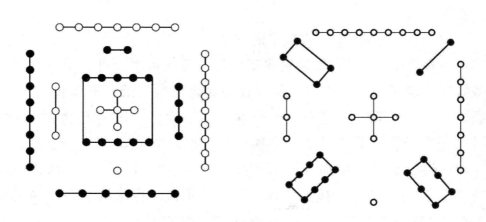

河图与洛书图

（4）九宫是术数应用方法之一。

九宫是对人们观察到的天体中 9 个分区部位的分类方法，古代中国天文学家运用九宫术数将天宫以"井"字进行分区，以在"井"字中的方位不同划分为乾宫、坎宫、艮宫、震宫、中宫、巽宫、离宫、坤宫、兑宫 9 等分，合称为"九宫"。九宫是"河图"的推演。《易书钩隐》认为，河图就是九宫。也有人认为九宫是洛书与后天八卦的结合。

九宫主要用于从地面观察天体中七曜与星宿的移动，以测知方向及季节变化，进而推断事物的发展变化。《黄帝内经·灵枢经》中的《九宫八风》篇是讲述九宫术具体应用的专篇。文中讲述北极星移居九宫的顺序及相应日期，揭示了北极星向下交接时必然引起气候变化的规律，依据北极星交接后风雨出现的迟早可推算气候的演变及对社会的危害，提示人们避免风邪的侵袭。它是将九宫理论与防病结合的代表著作。

（5）《易经》是术数运用的元典。

《易经》又称《周易》（夏代的《连山易》、商代的《归藏易》已失传），是用五行八卦等理论阐述天地世间万象变化规律和法则的古老经典。《易经》中的八卦以不同的横道表示，如乾卦是三横全连的实线（☰），为乾三连；坤卦三横全部断开的虚线（☷），为坤六断；震卦是三横上两线皆虚线（☳），像口张开向上的盂器，为震仰盂；兑三横上部一道断开的虚线（☱），为兑上缺；巽三横最下一线断开的虚线（☴），为巽下断；离卦中间横断开的虚线（☲），为离中虚；坎卦上下两横部断开的虚线（☵），为坎中满；艮卦三横下两线为断开的虚线（☶），像碗盖下，为艮覆碗。

《易经》将八卦学说上升到更高层次，总结了当时预测的规律性，形成了具有指导作用的理论，长期被用作"卜筮"，即对未来事态的发展进行预测。《说卦》《周易正义》《梅花易数》《增删卜易》《卜筮正宗》将卜筮理论进一步推演并完善。

需要说明的是，《易经》位列《十三经》之首，经典著作中的元典，是我国自然科学和社会科学融为一体的哲理性极强的专著，卜筮仅是数术运用的一部分而已。

（6）《奇门遁甲》扩大了术数应用范围。

"奇门"是另一种术数，《奇门遁甲》大大拓展了术数的应用范围。最早源于黄帝战蚩尤的《奇门遁甲》，被称为黄老道家最高层次的预测学。

"奇门"是中国多代人共同研究的结果，包含天文学、历法学、战争学、谋略学、哲学等多种内容，揭示了八大行星与地球磁场作用的情况，也是修身的功法。民间流传的俗语有"学会奇门遁，来人不用问"之说。

"奇门"盛行于南北朝时期。太乙、奇门、六壬，是古代中国术数中的三大绝学，并称"三式"。其中太乙以天元为主，推测国家大事；奇门以地元为主，推测集体间发生的事；六壬以人元为主，推测人与人之间发生的事。《奇门遁甲》则为三奇之首，该书以《易经》《八卦》为基础，结合星相历法、天文地理、八门九星、阴阳五行、三奇六仪等要素，集我国预测学之大成，因此《奇门遁甲》自古被称为帝王学。古代使用《奇门遁甲》之术的圣贤们大多是治国平天下的国师，如周时姜太公，春秋时范蠡，汉代的张良、诸葛亮，唐代的李靖、袁天罡、李淳风，宋代赵普，明代刘伯温等奇门高手。

（7）术数的基本概念。

预测学和预报学的术数类给人们提示趋利避害的信息，对减灾、防灾、防病起到了一定的积极作用。因古代的术数涉及预测学的内容较多，给许多人留下了术数便是预测的误解，其实术数体现在天文、地理、人伦、哲学、艺术、原始宗教等多个方面。现代日常生活中，每人每天都在使用术数，用来计算作息时间及米、面、油、盐的花费等。游戏中数术运用更为普遍：打牌要运用数字排列组合技术，象棋要计算步数等。复杂的术数是专业人员从事的工作，更复杂的工作如航空飞行器速度的计算，导弹轨迹参数，航天中卫星轨迹、速度、高度等只有拥有高技术的科学家才能运用，尖端数术只有顶级的专家才能掌握和运用。

（8）术数在现代的应用。

先人们对术数的运用普及率较高，即使最低阶层者也具备粗浅的术数知识，文化阶层高者则大多对术数具有较深的了解，因为术数专书《易经》是古时书院或私塾学校的必修课之一。术数在现代的应用越来越广泛，不管是技术含量一般的机械加工业，或是最前沿科学如人工智能、大数据等，均需要术数的支持。从医必有技，医学自古以来就是术数运用最多的领域之一。新时代，声、光、电技术早已广泛用于疾病的诊疗之中，纳米技术已经被许多科学家认为是"人类在未来抗癌事业上的最强大武器"，3D 生物器官打印机可以成功实现组织器官复制等一系列任务，机器人已经在手术中推广使用……《财经网》在 2019 年 11 月 26 日信息：北京大学 – 清华大学生命科学联合中心邓宏魁研究组、解放军总医院第五医学中心陈虎研究组及首都医科大学附属北京佑安医院吴昊研究组合作，在《新英格兰医学杂志》发表了题为《利用 CRISPR 基因编辑的成体造血干细胞在患有艾滋病合并急性淋巴细胞白血病患者中的长期重建》的研究论文。这标志着世界首例通过基因编辑修复的干细胞移植，治疗艾滋病和白血病患者的案例由我国科学家完成了。

随着社会的发展，术数将会发挥越来越重要的作用。在新的历史时期，术数的应用正在推动着社会的高速发展，人们越来越多地享受着术数带来的科技成果，如生活水平、防治疾病水平的提高，健康保障机制的完善，与之相伴的是人们的健康状况改善，人均寿命延长。

美国学者雷·库兹韦尔（Ray kurzweil）预测：2025 年左右，人类的免疫系统将由纳米机器人接管。2030 年，纳米机器人可以把病原体、肿瘤等一系列免疫系统错误进行修正。世界上包括人类在内的各种生物，均可以被视为人工智能软件进行处理，即利用"编程理念"来重整人体的"组织编程"，并对错误"程序"进行修整，比如心脑血管疾病及癌症等现在认为的"不治之症"。机器人就像计算机中的回收站一样，对人体内无用的、陈旧的组织进行遗弃，使生物体功能保持完好和长久的活力，并最终延长生物体的寿命。2045 年，人类的非生物智能技术将完善，并将超过目前人类智能总量的 10 亿倍之多，非生物智能技术强大的创造力将最终实现全人类的永生。机器人可以和人类共同征服世界，也可以轻而易举地毁灭世界。机器人的智慧高出人类如此之多，它的使用也给社会带来了新的问题。人工智能尽管会为人类带来许多自身根本无法实现的愿望，但它们的威胁也不能忽视。

术数应用范围的扩大给人们带来的难题还需要人们用掌握的术数来解决。

2. 奇特的数字现象增加了术数的神秘性

(1)"河图""洛书"中的点数是中国先民智慧的结晶。

"河图""洛书"是中国古代流传下来的两幅神秘图案，河图、洛书之名出自《易传·系辞》"河出图，洛出书，圣人则之"。由于历代皆认为它们是"龙马负之于身，神龟列之于背"，多少世纪以来，一直披着神秘的外衣，公认为中华文化之源的千古之谜。中外学者对此做了长期的探索和研究，"河图""洛书"不是天帝遣龙马神龟所赐，而是河洛地区先民的伟大创造，是他们心灵思维的结晶。

"河图""洛书"上排列成数阵的黑点和白点，蕴藏着无穷的奥秘。"河图"本是星图，蕴含着深奥的宇宙星象密码，有人说这是宇宙语，是和外星人交流的语言，其说值得进一步探讨。"洛书"上纵、横、斜 3 条线上的 3 个数字，其和皆等于 15，十分奇妙。

"河图""洛书"实为数学数论范畴中的一支。古代人发现后加以神化，后又在历史过程中，被《易》学家们加入了五行、阴阳、四时和方位之说，丰富了科学内容，进一步说明节气、阴阳与万物生、壮、荣、衰的相互关系，但也使许多人陷入迷信的怪圈。

（2）"洛书魔方"的最终破解。

"洛书"是数论学中最早的"幻方"，被誉为"宇宙魔方"，是术数运用时遇到的难题。现代数学家周雷进行推演，将幻方推演到无极大，每个对角线的数字全部相同。他的另一成果是发现了无数对的亲和数，按他推演的原理，可将亲和数推演到无穷多。笔者以《工人周雷摘取数论皇冠明珠》为题目的长篇通讯在《北京青年报》发表后，在国家图书馆悬贴十几年之久，引起了轰动。

（3）干支数字的具体运用。

①干支是观察天象所用的符号归类。

地球转动的参照物是天体中的星辰，中国远古时代对天象的观测发现：地球及其他太阳系的行星不断地围绕太阳公转，而整个太阳系则是相对于北极星（即紫微星）像轴心样位置不变地在银河系中做螺旋状运转，这就形成了因日月五星运行而造成天体中星辰之间位置关系的改变，进而改变了特定星宿对地球及地上各种事物的影响，所以，古人通过观天象以预测吉凶。在对天象的观察中，用两组符号进行归类，这两组符号就是天干地支，简称为干支："甲、乙、丙、丁、戊、己、庚、辛、壬、癸"称为十天干；"子、丑、寅、卯、辰、巳、午、未、申、酉、戌、亥"称为十二地支。

②干支在皇（黄）历中的应用。

干支是两组奇特的数字，运用范围很广，与人类联系最密切的是历法中的运用。干支顺序相配正好六十为一周用来作为纪年、纪月、纪日、纪时的代号。干支历始于几千年前的五帝时代，至殷代渐臻成熟，秦汉以后被定为皇历，新时期改为黄历，时至今日仍在沿用，丝毫不差。神奇的现象源于人们对天地运行规律的探索和掌握及运用，干支只是人们运用的数字工具而已。

③清朝皇帝登基与退位时间与干支数的巧合。

有人对清朝皇帝统治时间研究发现，清朝总共有 12 个皇帝，正好合十二地支之数。入关之后数计算正好合十天干之数，且顺治登基与宣统退位均是 6 岁，又合地支之数。是偶然现象还是运数因素，值得进一步探讨。

④干支理论在判断气候变化与疾病关系中的运用。

五运六气是运用天干地支理论预测自然现象的方法。五运指金、木、水、火、土；六气指风、寒、暑、湿、燥、火；五运六气，即五行运行过程中六气的变化。具体运用时，十天干中从年干以推算五运，年干中的甲己配为土运，乙庚配为金运，丙辛配为水运，丁壬配为木运，戊癸配为火运。十二地支中从年支推算六气，其中巳亥与厥阴风木相配，子午与少阴君火相配，寅申与少阳相火相配，丑未与太阴湿土相配，卯酉与阳明燥金相配，辰戌与太阳寒水相配，叫作六气。运与气之间，观察其生制与承制关系，以判断该年气候的变化与疾病的发生。

⑤《奇门遁甲》是运用干支理论最多、最好的专著之一。

《奇门遁甲》所用奇特数字最为丰富，干支理论运用最多的专著之一。其中"奇"就是乙、丙、丁；"门"就是休、生、伤、杜、景、死、惊、开，多用在打仗时排兵布阵；"遁"是隐藏的意思；"甲"指六甲与地支的阳支，即甲子、甲戌、甲申、甲午、甲辰、甲寅，"遁甲"在十干中最为尊贵，它藏而不现，隐遁于六仪之下。"六仪"就是天干后六干，即戊、己、庚、辛、壬、癸，隐遁原则是甲子同六戊、甲戌同六己、甲申同六庚、甲午同六辛、甲辰同六壬、甲寅同六癸，因论述内容太过复杂，只作简单了解而已。

（4）"八字"的奇特性。

人生于天地间，与万物存在必然的联系，这是中医整体观念的两个主要论点之一。几千年前的研究已经表明，每个不同个体的人因出生时间不同，性格、能力等各有不同，形成了独特的命理学说，命理学说是辩证唯物主义的体现，代表作是《渊海子平》。一组神奇数字，俗称"八字"，透出人生轨迹，堪称奇妙。命理学说无须过多渲染，已经被数千年的历史事实所验证，其准确性不容置疑。

3. 术数中的吉数和凶数

（1）数字吉、凶含义。

吉数和凶数是预测学中常用的术语，也是具体运用中避不开的因素。中国古代先民的数字崇拜，主要表现在对一至十基本数字的崇拜，以及对十以内的基本数字派生出来的一些数字的崇拜。古代中国人的文化观念中，一至十这10个基本数字不单是数学意义的数字，它们还具有美学意义、祥瑞意义、世界观及宇宙观意义等，每个基本数字特定的情况下都是完美数、吉利数、理想数、智慧数，每个数字都有无穷的含义。

但事物都具有两面性，《道德经》第五十八章曰："祸兮福所倚，福兮祸所伏。"一至十也有吉、次吉、凶之分，有时在此为吉，在彼则为凶。俗言中的"点背"，溯其源头十分久远，"河图""洛书"的符号皆用点表示，点代表着一至九不同的数字，数字不在吉位时则为凶数，故"点背"原意为指没占吉祥之点数，"运气不好"。

（2）奇数与偶数的吉和凶。

奇数难以形成合力，偶数则容易匹配形成合力。故许多人认为奇数是凶数，偶数是吉数，农村办喜事时常选双日子。汉李广有"飞将军"之称，但汉武帝认为他"数奇"，难得重用，《滕王阁序》中发出了"李广难封"的感叹。故术数运用中古人特别注重选择偶数为吉数。

《道德经》第四十二章曰："万物负阴而抱阳，冲气以为和。人之所恶，唯孤、寡、不谷，而王公以为称。故物或损之而益，或益之而损。"（其文意为：天下万物都背着阴而抱着阳，阴阳相冲才能达到相合。人们所厌恶的，无非是孤、寡、不生谷子，但是王公们却以此称呼自己。所以，万物有时表面上减损，却反而使它得到增加；有时表面上增加，却反而使它得到减损。）

人也是有形之物，相对阳光和空气而言，属阴，喜阳而恶阴。四季中春夏属阳，秋冬属阴，春夏万物生长，秋冬万物肃杀。阳象征财富、幸福、权力、显明、成功、生机盎然等受人们欢迎的美好事情；阴象征贫穷、牢狱、疾病、晦暗、残疾、死亡等一切被人厌恶的悲苦事情。在现代的阿拉伯数字里面，奇数代表阳，偶数代表阴。在10以内个位数里面，按数字理论分，1、3、5、7是质数，只能被本身除尽，是不能进行再次分解的，有些先人认为这些数字带着神秘的力量。从数字的顺序分析，1是所有数的最低分子；3是稳固的代表，稳定的支架大都呈三角形；5是数的正中，符合中位观；7恰好对应古代人最早认识的天上最尊贵的星星组合北斗七星，对占星、历法和宗教来说意义重大；9是代表单数内最大、最高级，同样也有特殊的含义。这就造成了奇数的特殊地位。因此，皇帝多在三、六、九日上朝庭议事，俗称上朝，其中占3和9两个奇数。初一、十五是上庙敬神的日子，对虔诚的教徒而言是上吉之数。

"三"是"散"的谐音，有分散、离散之意，是人们较忌讳的数字，古人来客不上三道菜就是这个意思。但奇门预测中，"三"另有其意，有"事不过三"的原则。即同一局象，不同的人占同一类事，或同一人占不同类的事时，次数均不可过三。书中认为：概天地始生，万物由三而定，量变过三则起质，人事信息也会因重复增大而变得模糊，故误差必多。占卜中，凡占吉事，首占最良，其次则减吉，再次则无吉可言；凡占凶事，首占最恶，其次则减凶，再次则无凶。此均顺从三才之理。"三人言虎虎成真"也是同样道理。

《黄帝内经》中，"三"也是常用的吉数，《黄帝内经·素问》中的《生气通天论》篇曰："其生五，其气三。"《黄帝内经·素问》中的《六节脏象论》曰："故其生五，其气三。三而成天，三而成地，三而成人，三而三之，合则为九。"（其文意为：自然界阴阳之气运行变化产生金、木、水、火、土五行，又因盛衰消长各分为三，三气合而成天，三气合而成地，三气合而成人，三三合成九气。）

"四"与"死"谐音完全是心理因素，命理相应者是大吉之数。

（3）生成之数和合数是吉数的偶对。

生成之数是两数相配为吉之数，"河图"中将一、二、三、四、五称作"生数";六、七、八、九、十称作"成数"。其中,逢单为奇数,属天;逢双为偶数,属地。生成之数配合五行,即构成"天一生水,地六成之;地二生火,天七成之;天三生木,地八成之;地四生金,天九成之;天五生土,地十成之"的关系。生数多为不足,成为满,多实,金代何若愚将这一理论用于针刺法中,提出补生泻成学说,这是医疗中的具体运用。十是偶数以零代表,"五"是偶数,"河图""洛书"中五皆居中宫,诸数皆向心而对应,"十"是圆满之数,故大部分人认为,五和十是上吉之数,合五、合十的数也是吉数。

（4）准确的数字才是真正上吉之数。

现代家庭生活的默契,机械加工中的齿合,科研中各种数据的契合,都万分重要。特别是关键数据,差之毫厘,谬以千里。术数应用中,准确的数字才是真正的上吉之数,有时无论多么相近的数都是凶数。纳米是极小的计量单位,而量子比纳米更小,是存在物理量中最小的、不可分割的基本单位,科研数据有些要精确到量子一级。

4. 本文中"和于术数"的意义

"和于术数"通常的解释是:说要符合术数。"所谓'和于术数',就是根据正确的养生保健方法进行调养锻炼,如心理平衡、生活规律、合理饮食、适量运动、戒烟限酒、不过度劳累等。'法于阴阳,和于术数',这是《黄帝内经》的养生总原则,本质的含义就是要顺从自然规律生活。"

这段话的理论根据是马莳的《素问·注证发微》得来的。书中载:"术数者,修养之法则也。上古之人,为圣人而在上者,能知此大道而修之,法天地之阴阳,调人事之术数。术数,所该甚广,如呼吸按跷及《四气调神论》养生、养长、养收、养藏之道,《生气通天论》阴平阳秘,《阴阳应象大论》七损八益,《灵枢·本神》长生久视,本篇下文饮食起居之类。"

按字面及养生的常理分析似乎合理,但结合下文,"饮食有节,起居有常"内容有些重复,显然不是惜字如金的《黄帝内经》本义。

而"术数一词，本指权术、策略、治国方略等"的说法是明显的错误观点。"和于术数是：古代圣贤借指对养生保健方法的总称，即古人调摄精神、锻炼身体的一些养生方法"的说法也不准确，因为"调摄精神、锻炼身体"的所指范围与总称相矛盾。

李经纬、邓铁涛所著的《中医大辞典》中的观点：一是指道家修身养性的一种方法。一般指导引、按跷、吐纳等调摄精神、锻炼身体的措施……二指方术气数，即以阴阳五行生克制化之理，附会各种迷信之说，以制定人事和国家的气数。

显然解释第1条则应是本文中"和于术数"的原意，而要做好"导引、按跷、吐纳等调摄精神、锻炼身体的措施"，必须明白"阴阳五行生克制化"之理，尽可能多知"术数"。百度百科对"和"解释的强调有着重要的指导意义："'和于术数'最重要的还是一个'和'字。一个人要想身体健康、长寿，最重要的还是'和'，跟大自然'和'，跟社会团体与个人'和'，跟自己的身体与心理'和'，跟自己的形体与精神'和'。"按照阴阳对立统一法则，世间万事万物都在矛盾中生存，"阴平阳秘"是最好的阴阳平衡状态，但平衡状态都是暂时的，绝对的平衡永远不存在，故《道德经》强调"冲气以和"。

虽然文中"和于术数"的内容有其局限性，具体应用中则可因地、因时制宜。永记"适合的才是最好的"这一原则，采用任何一种养生方法，都要做到适中，无太过与不及，用合适的养生方法来调和身体。

（二）食饮有节解析

《论语·乡党》中曰："齐，必变食，居必迁坐。食不厌精，脍不厌细。食饐而餲，鱼馁而肉败，不食。色恶，不食。臭恶，不食。失饪，不食。不时，不食。割不正，不食。不得其酱，不食。肉虽多，不使胜食气。惟酒无量，不及乱。沽酒市脯，不食。不撤姜食，不多食。"（其文意为：斋戒时改变日常饮食和住处，粮食不嫌舂得精，鱼和肉不嫌切得细。粮食陈旧和变味了，鱼和肉腐烂了，都不吃。食物的颜色变了，不吃。气味变了，不吃。烹调不当，不吃。不时新的东西，不吃。肉切得不方正，不吃。佐料放得不适当，不吃。席上的肉虽多，但吃的量不超过米面的量。只有酒没有限制，但不喝醉。从市上买来的肉干和酒，不吃。每餐必须有姜，但也不多吃。）这是"食饮有节"的最早解释。

1. 节的本义

节，本意是竹子的分节，引申为树木枝节，泛指草木枝干间坚实结节部分，又引申为事物之间相连的部分。这个部分，节点两侧的则属分开的分节或分段，书或文章常用段、节划分。

因竹节的分段大都符合一定的长度规律，引申指法度、节操、准则之意。

"节"又可作动词表示节制，特指限制用度，如常用词：节约、节省。

"节"还可引申为摘取物体的一部分，指选择、挑选，如文章、书目中的节选，人们从一年中选出几个特定的日子作为节日。

"节"也可作量词，如几节课。

"节"在古代是朝中大臣的一种凭证，名为符节，又特指出使外国所持的凭证，即使节。

2. 时间之节

时间之节是饮食时间要符合合理的规律性。生物钟被称为人的"第三只眼"。2002 年童建在《生理学进展》中写道："从细菌到哺乳动物的大多数生物都存在分子时钟，也就是生物钟。它的存在使生物的生理、生化、行为表现出以 24 小时为周期的节律性。"

（1）一天中的进食次数和时间。

①一日三餐是传统的优良饮食习惯。

根据生物钟理论，人们应按一定的时间摄入饮食。一日三餐是经过几千年的历史验证并保持到现在的优良习惯。人正常的一日三餐不只是为了填饱肚子或是解馋，主要是为了保证身体的正常活动和健康。三餐中的两餐间隔时间要适宜，间隔时间过长会引起高度饥饿感，影响人的工作效率；间隔时间太短，上次食用的食物在胃中还没有及时排空，就接着进餐，消化器官得不到适当的休息，将会引起消化功能逐步降低，影响食欲和消化。

②一日三餐的时间安排。

一般混合食物在胃里停留的时间为 4～5 小时，肉和蛋白质停留时间稍长，两餐的间隔以 4～5 小时比较合适，间隔也可延长至 6 小时，关键是保持长久的规律。

一般三餐时间安排，早餐适合在 7：00 左右吃，午餐在 12：00 左右，晚餐在 18：30 左右。但由于每个人工作时间不确定，特别是需要长期上夜班人员，进食的时间和次数要根据工作状况做适当调整。也可根据个人的生活习惯做调整。

③一日三餐的科学性。

科学研究证实：人的吃饭时间受生物钟的严格控制。一天的早、中、晚 3 段时间，人体内的消化酶非常活跃。如果人们形成一定的进食时间规律，在正常的进食时间，人体内的消化酶比非进食时间更为活跃。实验证明：每日定时三餐，食物中的蛋白质消化吸收率高达 85%。

（2）不规律进食的危害。

①规律与不规律进食的动物实验比较。

不规律进食对人和动物造成损害的报道正频频通过各类信息渠道传播。2019 年 4 月 16 日，《Cell Reports》研究报道，有规律的进食习惯，能够确保小鼠肝脏新陈代谢功能的正常节律运行，推动小鼠肝脏有节律的基因表达，从而确保整个生理系统正常的生物钟活动。

《Cell Reports》的实验中发现，小鼠进食时间非常关键，除了能够协调不同器官间的生物钟活动，还可以使得基因按照生物钟进行有规律的表达。通过对 3 组小鼠中的一组不规律喂食，一组只在夜间喂食，另一组不限制进食的实验，5 周后发现，不规律进食的小鼠的循环肝脏基因表达 70% 受阻，这表明不规律的进食习惯可能导致生物钟失调，从而导致某些生理疾病。不规律的基因表达不但直接影响身体健康，加速生理老龄化进程，而且在面对肥胖、糖尿病、心理健康问题和癌症时抵抗力明显减弱。虽然这仅属动物研究得到的结果，这也揭示：通过规律饮食可以消减或规避这些风险。

②不规律进食损肠伤胃。

按照常识形理论，饮食不规律首先损害的是胃肠，是诱发胃肠疾病的主要原因之一。如果不按时吃饭，不但会打乱生物钟，也会导致饥饱不均，造成消化道的慢性损伤。因为漫长的夜晚，人体营养大量消耗，早上急需进食以补充营养，早饭不但要吃，还要吃好的道理已广为人知。但是因工作节奏加快、压力过大、贪睡、懒惰等使一部分人长期不吃早餐。人的腹中最空虚的时间是早上，因为没有进食，在中餐时已隔十几小时未进食，胃酸等消化液分泌后得不到食物中和，便会侵蚀胃黏膜，很容易诱发急、慢性胃炎及十二指肠溃疡等疾病。因为没有食物需要胆汁排出消化，胆汁不得排出，长期堆积容易患胆石症，加上幽门螺杆菌的感染，更容易诱发其他疾病。

经常不吃早餐，饮食不规律的人还可造成胃结肠反射作用失调，产生便秘等症状，身体排毒不畅，容易引起各类代谢性疾病。有人对经常不吃早餐、饮食不规律者的研究发现，痤疮等皮肤病的发病率明显高于正常进食人群。

"晚食以当肉"是孔子在生活条件所限，物质不太丰富的情况下提出的论点，坚定"君子固穷"的意志。物质条件较为丰富的现代，除非特殊情况，人们应严格要求自己，按时吃饭，尽量不要晚食，遵守"时间之节"。

3. 食量均衡之节

食物均衡之节是指选择数量、质量都要均衡。

（1）数量均衡。

①过饱对消化系统造成较大损害。

每餐的进食要经常保持一个恒定的量，暴饮暴食不佳。《黄帝内经·素问》中的《痹论》篇曰："饮食自倍，肠胃乃伤。"（其文意为：饮食过量，肠胃便会受到损伤。）任何时候均衡饮食都非常重要，即使饥饿状态也不可过量，像灾荒年极度饥饿时撑死现象已很少出现，但因暴食或多食难消化的肉食类食物，加上饮酒，肠梗阻、胰腺炎、胃出血、糖尿病、胆石症、胆囊炎、胆管阻塞的患者非常多见。营养失调患者希望加吃营养丰富的食物以改善症状，结果却往往适得其反。

长期吃得太多会极大地增加消化系统的负担，引起消化不良，对消化器官造成损伤。食物在肠道内不能及时排出，导致腐败变质，会刺激肠壁，引起肠管扩张，使肠壁功能衰退，还可能并发结肠癌。

②过饱对心脑的损害。

日本学者研究发现：长期饱食容易引起大脑早衰。因为饱食后，胃肠道循环血容量极快增加，造成大脑血液供应相对不足，使脑细胞的正常生理代谢受到影响，甚至还会引起心绞痛发作。

还有学者研究证实：饱食能诱发人脑内一种叫作纤维芽细胞生长因子的物质，饱食后，大脑的纤维芽细胞生长因子在大脑中的含量比吃饭前增加数万倍之多，而且其数量与食用量成正比。该物质也是导致脑动脉硬化的元凶。饱食还可使大量食糜积累在肠道中不能及时消化，未消化的食物被细菌分解成有毒的代谢产物，毒物被吸收后损伤人的神经病系统，也是引起痴呆的因素。学者们调查研究发现：约20%的老年性痴呆患者在青壮年时期皆是经常贪吃和饱食的"美食家"。

③适度饥饿对养生有益。

要想身体健康，经常保持旺盛精力，适度饥饿是一种可行的方法，也是中老年养生的一种方法。先秦时代盛行辟谷术，它是中华民族传统文化一直流传的一种养生术，许多经典古籍记载了辟谷养生的玄妙。由于辟谷中有许多玄妙的地方，让人匪夷所思，所以，辟谷养生只有典籍记载是民间或道门法术，虽然得到不同时期的名人、文人的认可，但与社会普通人的养生理念相悬甚多。所以普通人难以做到辟谷法，也无须提倡，适度饥饿一般人均能做到。

有学者研究发现：少食使机体处于稍微饥饿状态，植物性神经、内分泌和免疫系统受到冲击，可促进机体的调节功能，使机体内环境更趋稳定，免疫力增强，神经系统旺盛。"若要身体安，先得三分饥和寒"。少食本来专对小儿而言，实际对各年龄段的人均较适宜。笔者曾写过《让肠胃过个星期天》的文章，说的是1周左右让肠胃像人们过周末一样休息1天或半天，使肠胃有个自我修复间歇期，有助于部分功能的恢复。每顿饭吃七八分饱为宜，如果不能坚持，晚餐尽可能少吃。

"过午不食"是佛陀为出家人制定的戒律。佛教认为：清晨是天帝和臣子们的进食时间，午时是三世诸佛如来的进食时间，日暮是畜生的进食时间，黑夜是鬼神进食的时间。佛教的清规戒律凡夫俗子自不必遵守，但《佛学问答》中"减低男女爱欲之心，能得身心轻安，让肠胃得到适当休息，易入禅定"的理念对人们有一定借鉴价值。晚饭不一定不食，但少食十分重要，尤其中老年人要认真遵守。

经常饱食对身体有害。"饱食终日，无所用心"常指那些无所事事的人。进食提倡要少是适度缺一点量，控制不能过饱而已，过少对身体也会造成伤害。进食过少适用于一些为了减肥而过度节食者。食量过少造成的常见损害有以下几点：

a. 减弱胃肠的消化吸收功能，日久造成营养不良，身体瘦弱无力。少食后体内脂肪和蛋白质均摄入减少，对机体组织的供应不足，头发缺乏充足的营养补给，其中包括缺少铁的摄入，便会枯黄无光泽、频繁脱落。

b. 激素水平下降，引发骨质疏松或骨折。过分节食的女性，形体瘦下来的同时，雌性激素水平也随之下降，影响钙与骨结合，无法维持正常的骨密度，容易出现骨质疏松，甚至发生骨折。据研究报道，形体消瘦的女性髋骨骨折发生率比标准体重的女性高1倍以上。

c. 内脏下垂。以饥饿法减肥的女性常常感到食欲不振、胀气、胀痛，先出现胃下垂的征兆，持续日久则见腹部重坠感，在餐后站立或劳累时症状加重，甚至出现胃下垂。胃下垂严重时还伴有肝、肾、结肠等内脏下垂现象。因为子宫缺乏足够的保护，容易从正常位置沿阴道下降，子宫颈下垂，甚至脱出阴道口外，形成子宫脱垂，会引发严重宫颈口感染，甚至伴发宫颈炎。

d. 贫血。因为食量减少，营养摄入不足，使得铁、叶酸、维生素 B_{12} 等造血物质严重缺乏。进食量少的人，基础代谢率也比正常人低，肠胃运动较慢，胃酸分泌较少，影响营养物质吸收，也是造成贫血的主要原因。

因为脂肪量摄入不足，脑细胞得到的营养不充足，还会导致记忆力下降。

此外，要达到进食量的均衡，用餐的次数必须科学。研究表明：如果将正常一日三餐改为每日两餐，每餐各吃全天食物量的一半，则蛋白质消化吸收率仅为75%。少食多餐是对一些患者，如糖尿病患者的进食要求，少食多餐有助于减少血糖波动。有些人胃体积较小，部分女性胃体积较小者如果条件允许，也可以每天进食 5 顿、6 顿甚至 7 顿，但前提是，进食总量不要过多。

（2）质量均衡。

质量均衡即为合理搭配食物，使所含营养齐全，比例适当，食用的食物营养均衡。《黄帝内经·素问》篇中的《藏气法时论》曰："五谷为养，五果为助，五畜为益，五菜为充。气味合则服之，以补精益气。"（其文意为：五谷充养五脏之气，五果帮助五谷充养人体，五畜补益五脏，五菜充养脏腑。气与味调和服食，补益人体的精气。）

①粗细搭配。

粗细搭配是将不同种类的粮食及其加工品的合理搭配，如在加工精度高的精米、白面中，适当增加一些加工精度低的米面，如小米、高粱、玉米、荞麦、燕麦、薏米及各种豆类等。

粮食经过加工后，往往会损失膳食纤维、维生素和无机盐等人体所需要或容易缺乏的营养素。相对于精白米面来讲，粗粮中的纤维素、

B族维生素、矿物质等含量更加丰富。尤其是维生素B_1，粗粮中的大多数营养物质，主要集中在谷皮与胚中，而在加工过程中这两个部分均要去掉，谷物的加工精细程度与它的营养价值呈反比。精白粉中的膳食纤维只有标准粉的1/3，而维生素B_1只有标准粉的1/50。粗细粮合用，对预防脚气病、结膜炎和白内障等都非常有益。

小米和红小豆中的膳食纤维比精白粉高8～10倍，B族维生素则要高出几十倍，两者相合或与纤维素较多的其他谷、豆相合，增加了主食的膳食纤维，减少机体对胆固醇的吸收，并增加胆固醇的排出量；促进肠道蠕动，可有效地预防与缓解便秘，有助于排出肠道中的毒素，减少肥胖、高血脂等慢性疾病的发生率。

谷类虽然含有丰富的维生素B_1和纤维素，但蛋白质中赖氨酸含量低，豆类蛋白质富含赖氨酸，谷类和豆类食物合用，营养互补，可以明显提高其营养价值。

实验研究发现：食用粗粮的血糖上升水平要低于食用精白米面。如果将葡萄糖直接升高血糖能力的数据定为100，普通富强粉做的馒头升血糖的能力为88.5，精米饭为83.1，糙米饭为70，玉米粉为69，大麦粉为65，粗麦粉为64，燕麦为55，荞麦为50。在主食摄入量一定的前提下，每天食用适量的全谷加豆类食物有利于血糖控制，能降低许多慢性疾病的发病风险。

②荤素搭配。

据研究报道，人的体质结构和生理特征基本决定了人属于素食者。大自然中各种动物的食性大致可分为肉食、草食、果食、杂食4类。肉食动物如狮子、老虎、狼等，具有锐利的钩爪和牙齿以助搏杀，但消化系统非常简单，肠部只有身体长度的3倍，胃酸量是非肉食动物的10倍，这种结构可以尽快把腐败的肉类、细菌和毒素排出体外。

草食类动物如牛、马、羊等以吃青草、叶子为主，拥有24颗切刀式的牙齿帮助磨碎食物，而且唾液中所含的酵素和唾液素也比肉食动物多，体内肠部比肉食动物长，是身体长度的10倍。因为食物中的纤维多，难以吸收，所以，负责摄取食物营养的肠子就要长一点，这样才能吸收到足够的营养。

果食动物主要是指类人猿，以水果为主。因果实含高纤维成分，要用臼齿来咀嚼，口中分泌碱性唾液，以便于消化食物。其肠部比肉食和草食动物都长，是身体长度的 12 倍，较易于消化水果和蔬菜。

人类共有 32 颗牙齿，其中 4 颗为犬齿，俗称虎牙或门牙，用来撕咬肉类，其余 28 颗牙齿用来切断和磨碎蔬菜、五谷等素食。人类的肠道长度介于肉食动物和纯素食动物之间。从牙齿和肠道的结构决定人类膳食应该是杂食，植物性和动物性食物的比例应以 7：1 为宜。

荤素搭配营养可以互补，素类食物中，谷、麦、豆类为养生之本，动物性食物是人体脂肪的主要来源，其中的动物性蛋白质和脂肪含量较高，又补充了谷类蛋白质、脂肪含量的不足。肉食中含有多种丰富的氨基酸，它们可使血管保持柔软，还可提高免疫力。素食中的不饱和脂肪酸、维生素和粗纤维多于荤食。

荤食中动物脂肪可提供维生素 A、维生素 D 和胆固醇。胆固醇参与形成细胞膜，是身体的结构成分之一，又是合成胆汁酸、维生素 D 以及甾体激素（皮质醇、醛固酮、睾酮、雌二醇）的原料，是人体不可缺少的营养物质。

片面强调吃素，过分忌食含脂肪过少的食物，特别是含动物胆固醇少的食物，易造成贫血，不仅会降低人体的抵抗力，还影响儿童发育（特别是脑发育），导致少女月经初潮延迟或闭经。也可影响老人，引起胆固醇水平过低而遭受感染与癌症的侵袭（据最新的研究报道称，胆固醇还有防癌作用）。但长期、大量摄入胆固醇，不利于身体健康，会使血清中的胆固醇含量升高，增加患心血管疾病的风险。饮食中既要荤素搭配，还要注意搭配比例。

日本是世界人均寿命最高的国家。日本学者对 70 岁老人的跟踪调查得出结论，长寿需要的条件包括"血液中的蛋白质要多；血色素要多；胖瘦要适中，喝牛奶；适量吃些动物油脂食物"几项，合理的饮食才能满足这些条件。有学者认为，在合理的饮食中，肉类每天的摄入量是 50 ～ 100 克。实际红肉类摄入量每日平均 50 克即足，活动量少的人应再减一点。在"三高症"等"富贵病"增多的现代生活中，菜篮子里装的食物应该以高纤维的素食为主，少量肉类。

③酸碱搭配。

人体的内环境基本呈中性，略偏碱性。人们在新陈代谢过程中产生的大量酸性物质，被体内的其他成分中和，不至发生紊乱。呕吐时排出胃酸过多，腹泻时排出物为碱性，体内水电解质发生紊乱，酸碱平衡失调，体液呈酸性。

食物按化学性质分为酸性、碱性两类，饮食可对体内的酸碱平衡产生影响。酸性食物并非味酸，指食入后经过消化进入血液后的 pH 值（溶液中氢离子的总数和总物质的量比，p 是浓度，H 代表氢离子）。小于 7 者为酸性，大于 7 者为碱性。一些含量较多的非金属元素，如磷、硫、氯等在人体中被氧化后生成携带阴离子的酸根，因此属酸性食物有肉、蛋、鱼、虾及米、面、花生类。酸性食物多含有丰富的脂肪蛋白质，味道鲜美。

碱性食物所含的钠、钙、镁等碱元素比磷、硫、氯等酸元素多，在人体代谢后的产物呈碱性，如豆类及豆制品、牛奶、蔬菜、水果等食物。一些水果吃起来味道酸，它们所含的是有机酸，进入胃肠分解后产生二氧化碳和水，对体液酸碱度基本没有影响。酸味水果中与有机酸结合的钠、钾、镁、钙离子在人体内最终代谢成携带阳离子的氧化物，使体液呈碱性，因此，这些味酸的水果也是碱性食物。

据研究报道，人的聪明与否，主要取决于脑细胞间传递信息速度的快慢。当人的体液呈碱性状态时，脑细胞间传递信息的速度和效果均处于最佳状态，人就会变得聪明。而体液呈偏酸性状态时，大脑反应迟钝，人就显得笨拙，动作缓慢，学习和工作的效率均处于低下状态。因此，偏酸性的肉食不仅会使人肥胖，也会使人变得迟钝；偏碱性的素食不仅会给人带来健康，也会使人变得聪明。

根据我国人民长期以来所形成的烹调习惯，有很多值得大力推广的酸性食物和碱性食物搭配的菜肴，如动物性食物和绿叶菜等植物性食物烹制，是荤素搭配、酸碱搭配的代表作。另外，增加色泽，提升味觉，符合营养条件，对人体的营养作用非常明显。一些西方的科学家就极力推广中国的菜肴搭配和烹调方式。

1931年，诺贝尔医学奖获得者古博格（Otto Heinrich Warburg）教授研究发现，当人体组织细胞中的氧含量低于正常值的65%时，缺氧的组织细胞就容易发生癌变，从而创立了缺氧致病（癌）学说。

他的理论指出，健康的细胞在缺氧的环境下，可使该细胞变成癌细胞，而体液酸化正好导致溶氧量下降。根据这种论点，有学者提出：酸化的体液环境，是正常细胞癌变的肥沃土壤，人们每天摄入大量的酸性食物，使体液酸化，导致了酸性体质，正常细胞在酸性体液里无法生存，只能变异癌变。调整体液酸碱平衡，使体液达到弱碱性，提高体液的溶氧量，从而破坏了癌细胞的生存环境，最终"饿死"癌细胞，达到癌症治愈的目的。改变自身体液从平时常吃碱性食物开始，以防止酸性废物的累积，让癌细胞没有生存的环境，可起到预防癌症的作用。

有学者认为，碱性食物提高体液碱性环境"酸碱体质理论"与科学不符，被医学专家称为伪科学。美国乔治敦大学医学院儿科临床教授加布·米尔金（Gabe Mirkin）称：食物不能改变身体里的酸碱度。血液酸碱度不受摄入食物的影响，因为血液里有多种酸碱缓冲物质，如碳酸氢盐系统、血浆蛋白、血红蛋白、核酸成分等，使得血液中的酸碱度始终保持在pH值7.35～7.45的恒定范围。即使这些缓冲物质被过多酸性或碱性物质耗竭，肺部还可排出二氧化碳减少血液中的酸性，肾脏也可调节酸根离子排出体外的数量，以维持体内酸碱度的稳定。因此，持这些观点的人得出的结论是：人患癌症后代谢旺盛，产生酸性的物质偏多，但多吃碱性食品不能把酸性体质调整过来，也没有治疗和预防癌症的作用，摄入酸性食品也不会破坏人体的酸碱平衡，更不会容易发生癌变。

真理越辩越明，事物都在矛盾中发展，两说虽然均有道理，谁是谁非，还需要进一步的研究和证实。但抛开酸碱性对体液的影响而论，碱性食物多属有益健康的食物，多吃、常吃而无害；属酸性的食物符合一定的条件才对人体的健康有益，多吃、常吃则会产生代谢性疾病，甚至导致癌症。有学者对一些不注意健康饮食的人呼吁："每日食肉，久坐少动，患肠癌的概率为100%。要时刻注意忌口"。碱性食物多含丰富的维生素、膳食纤维，有助于通便排毒，降低脂肪含量，预防心脑血管疾病和癌症。有经验的临床医生总是叮嘱癌症患者：饮食中多吃水果蔬菜，少食肉类，严格控制红肉（猪、牛、羊等畜类肉）摄入量。实际应用中已说明了大部分碱性食物优于酸性食物。至于某些人处于商业营销目的对碱性饮食的过度宣传，则另当别论了。

此外，人们在剧烈运动后肌肉关节酸胀、疲乏无力，主要原因是体内糖、蛋白质、脂肪大量分解产生了乳酸、磷酸等酸性物质，这些酸性物质刺激人体的组织器官，使人感到疲累，而食用水果类碱性食物，可缓解疲劳。所有竞技场上的运动员都禁止饮用酸性成分较多的碳酸饮料。

总之，饮食酸碱平衡中适度碱性，更有利于健康防病。

4. 优劣之节

人人皆知选择食物要择优弃劣，但要如何挑选至关重要。

（1）形与生长环境的优劣之节。

①外形的优劣之节。

选择食物外形的优劣，大家熟知的，在此不作过多赘述，只介绍人们经常忽略掉的或有明显误区的内容。《饮食精粹》中说："选用食品，人们也存在许多错误的观念，如选用瓜果皆爱选个大、形态美观者，实际大部分瓜果个头小、形差者营养成分反而更高。农民大都知道'歪瓜裂枣'是上品，而出高价买个大、形态美观瓜果者，营养知识反不如农民。鱼虾也是小者含有蛋白质、各种矿物质更丰富，如小虾或虾皮即是最好的钙源，超过多种食品和药品，常食虾皮既安全、可靠，又无副作用，是极好的补钙方法。"

一般人进菜市场总爱买新鲜蔬菜，有的绿叶菜的菜叶失去平常的绿色而呈墨绿色或呈毛豆碧绿色异常等，是因为它们在采收前可能喷洒或浸泡过甲胺磷农药。该药毒性强，有致癌作用，在日本等部分国家已禁用。

外形异常的蔬菜有些可能用激素处理过，如韭菜，当它的叶子特别宽大、肥厚，比一般宽叶韭菜还要宽 1 倍时，就可能在栽培过程中用过激素。未用过激素的韭菜叶较窄，吃时香味浓郁。蔬菜不是越大个越好，从营养方面分析，个头小的蔬菜营养价值更胜一筹。

"顶花带刺"是另一种蔬菜外形异常现象，常见于黄瓜、丝瓜。这是用了植物激素的结果，俗称"激素黄瓜""激素丝瓜"。自然界的生态规律是开花结果、瓜熟蒂落。蔬菜种植者在黄瓜、丝瓜开花前用植物激素浸泡花骨朵，影响正常开花，起到成果后仍然带花的效果。黄瓜、丝瓜经过植物激素的处理后，结果率高、长势快，产量明显增加。

滥用植物激素后，导致瓜果味变淡、瓜果变形。过量使用会让人头晕、全身乏力、肠胃功能紊乱、思想不集中，更有甚者会引发儿童性早熟等。激素产品是否影响健康,现在还缺乏确切的实验研究依据，即使不影响健康，黄瓜、丝瓜的营养成分也明显减弱。因此，欧美国家明确规定，不得在采收前施以各种植物生长激素。但按照我国的相关规定，在农业生产上允许使用调节植物生长的激素，包括刺激植物生长的生长素及抑制植物生长的矮壮素等。这些激素对调节植物生长发育有着重要的作用，或促进细胞伸长、细胞分裂，或诱导开花、提早成熟、防止落果等，从而达到缩短生长期、提高产量的目的。

西红柿也是最常见的外形异常蔬菜。菜市场买到的大部分西红柿，切开后表皮和果芯之间有一又厚又硬的黄白色，有时兼点绿色的夹层，这是典型的激素西红柿，是在西红柿生长阶段喷洒了促使果实变大和成熟的乙烯导致的。正常自然生成的西红柿，接受的营养及生长条件各异，因而大小不均，而激素西红柿外观大小几乎相差无几，如多胞胎一样。自然长熟的西红柿，颜色分布不均匀，颜色不鲜亮，有浓有淡，根部最淡，看上去不是一个整体。而激素西红柿红色均匀分布，色泽光亮鲜艳，看不出来在临近根部有淡红色或浅绿色。此外，自然成熟的西红柿硬度差，按捏发软，掂量的时候比激素西红柿稍微轻一些，按捏度大。

发黄或发软的叶菜，最好不要采购，应买新鲜蔬菜。这些话的理论依据是：蔬菜采收之后，在硝酸还原酶的作用下，硝酸盐被还原成亚硝酸盐，导致蔬菜中亚硝酸盐含量增加。持这种观点者还提供了研究数据：蔬菜在 30℃ 的屋子里储存 24 小时，绿叶蔬菜中的维生素 C 几乎全部损失，而亚硝酸盐的含量却上升了几十倍。

这些话听起来似乎有些道理，但忽视了残留物的问题，蔬菜存放一般不会超过 30℃，即使夏日，人们也会将蔬菜放入冰箱中冷藏。种植蔬菜过程中往往化肥、激素、农药并用，激素催熟的瓜果类蔬菜存放时间均可长一些，如激素西红柿变坏时有些部位皮还是硬的。化肥残留物需要一定的时间分解，实际不太新鲜或稍变软正是可买回加工食用的时候，叶稍变黄者随买随用也可，某些蔬菜如大白菜、大葱、萝卜、土豆等不损不坏的均是良菜，辣椒存放时从黄色慢慢变红，辣味不减，窖藏红薯可存至来年夏日。有些瓜类蔬菜如冬瓜，秋季采摘根蒂保存完好，仍在缓慢生长，可放至春初。故夏季采购蔬菜尽量买鲜，其他季节则可以不买新鲜的。此外，品类有别，采购鲜嫩与否，要根据具体情况而定，如黄瓜要采购鲜嫩的；冬季干葱、冻的大葱均可采购食用。有些叶、果类蔬菜还要晒成干菜食用，蔫萎者根本不受影响。

②生长环境的优劣之节。

水果及根茎类、叶菜类的生长发育与环境条件有关，一棵树中不同枝上的水果营养成分也不同，中药有道地药材之说。生长于中国新疆和西藏地区的瓜果因日照时间长，昼夜温差大，有利于糖分的聚合，瓜果甜度明显优于其他地区所产。故笔者在《〈食疗本草〉白话评析》前言中说："瓜果最佳产自疆藏，水产最优来自海上。"

被放牧的羊因食用的草不同，肉质稍有差别。《食疗本草》中说："河西羊最佳，河东羊亦好。"因唐代以前，现甘肃武威以西地区为河西地区，此地草虽不甚肥美，但水少地旱，草的营养较为丰富。因干旱关系，某些植物只有在特定的地区才会长势良好，如河西向西地区新疆尉犁县骆驼草较多，这些草在水分极低的戈壁滩上有着特殊的生命力，羊食用这样的草后肉质较好。而甘肃武威以东地区为河东地区，羊因食草不同，羊肉肉质不如河西地区。

古时河南的淮庆府以山药闻名，是因沙土质较好。粮食类如东北大米、北方小麦、陕北小米等属优质品类。路边野菜不要采，因公路边动力车川流不息，路边的植物接受尾气排放量最多，铅含量严重超标。城郊粮食因土质中的重金属超标，种出的粮食所含的重金属也会严重超标。已有报道南京周边产的粮食已不适合食用。

按动、植物生产、生长环境不同，可分成 3 类符合优质标准的食物。

a. 有机食品。有机食品是零污染食物，指的是植物在种植过程中，使用的肥料必须用自然堆肥，不得使用一切人工合成、有害土壤的化学物质，如农药、化肥、激素、除草剂、合成色素等生产出的蔬菜、粮食及在这样的环境下生长，并用有机蔬菜和粮食喂养或这样的环境中放牧的禽、畜及水产品和肉类。原生态食物与有机食物基本相同，不同的是，有机食物可人为控制的因素多，原生态食物则全天然生成，人为控制的因素较少。

b. 绿色食品。绿色食品是指经国家专门机构认定，按照特定的生产方式生产，允许使用绿色食品标志的无污染、无公害、安全、优质、营养型的食品。绿色食品和有机食品都拒绝转基因。绿色食品分 A 级和 AA 级两种，A 级允许在限定的范围使用化肥和化学物质，AA 级则完全不能使用，近似有机食品种植饲养要求。

c.无公害食品。无公害食品是无污染、无毒害、安全优质的食品，指在农产品种植过程中，可以使用低毒的化肥和农药，但要将有害化学物质的含量控制在规定标准之内，即农药残留、重金属、亚硝酸盐等不超标生产的食品。无公害产地的肉、蛋、奶也符合无公害要求。

无公害食品产地环境质量标准对产地的空气、农田灌溉水质、渔业水质、畜禽养殖用水和土壤等的各项指标，以及浓度限值均有相应的规定和标准。

（2）质的优劣之节。

①"人造食物"与"神造食物"之节。

营养学家赵霖教授首次提出，将经过化肥、生长激素、农药或转基因杂交等方式生产出的蔬菜、粮食及用这些原料喂养并用药物、生长激素的动物类食物称为"人造食物"；而自然提供给动物界各类未经过上述方法处理的蔬菜、粮食、动物类食物为"神造食物"。这种理论得到业界的普遍认可。

将这一理论进一步拓展发现，原味指没有经过加工破坏整体结构的食品，如各类水果属"神造食物"，虽然有些水果在种植管理过程中经过农药、化肥或杂交、催熟等方式，但仍属原味食品，只是添加了某项技术而已，并没有把原树的本性进行改变。此类"神造食物"主要见于简单清洗即可食用的蔬菜、瓜、果类。果类中如大部分苹果不能改良成其他水果或瓜，也不能把个头较小的杏改成苹果，苹果梨只是品类相近的改良。如果把水果、蔬菜加工成罐头或果汁、蔬菜汁，就属"人造食物"了。

将这一理论进一步拓展和延伸得出，自然界生长出来的各种食物，包括品种改良，应用过各种化学肥料、药品的粮食及激素催成的动物经过复杂的加工程序，添加不同的添加剂以增加色泽、口味，延长食物的保存时间，既能马上食用又能存放较久时间的食物称"人造食物"，如各类肉制品熟食，粮、果、蔬菜加工的成品食物及"垃圾食品"；自己采买上述原材料亲自动手加工的食物则属"神造食物"。

为了养护身体，有益健康，我们应该多选择"神造食物"，尽可能地少食或不食"人造食物"。

②垃圾食品。

有些食物形与质难以严格区分，如同属水产品形虽相同而营养却迥然不同。有些食品因为添加剂的增多，色、香、味、形均佳，则属形美而质差者。这些食物仅能提供一些热量，满足人的视觉和味觉及饱腹的需要，不但缺乏营养，还有明显的副作用。有些食物形质同佳，但提供的营养超过人体需要，变成体内多余成分，这些被人们统称为垃圾食品，其大致包括以下几类：

a. 可乐等汽水。可乐汽水属典型的"垃圾食品"，所含成分除糖和磷外，几乎不含人体所需要的其他营养成分。磷酸、碳酸会带走人体体内大量的钙。且这类垃圾食品含糖量过高，喝后有饱胀感，影响正餐。人们的正常膳食中主食含糖量已足，并不需要额外的糖分。

b. 烧烤类食品。烧烤类食品会破坏维生素，使蛋白质变性。煎炸的油经长时间加热，脂肪酸发生有害化学变化，会产生多种有害成分，包括致癌物。为改善口感，常常在其中添加明矾，是铝污染的主要来源之一。常食容易导致心血管疾病，诱发老年痴呆。烧烤类食品含大量"3,4-苯并芘"（为三大致癌物质之首）；导致蛋白质炭化变性，加重肾脏、肝脏负担；烟尘带有的毒性影响加工者的健康。

c. 腌制类食品。腌制类食品含盐量过高，容易加重肾负担，引起高血压或加重病情。亚硝酸盐成分在腌制过程中 3～8 天达到高峰，20 天则大部分消失，食用正在高峰期的亚硝酸盐腌制菜可诱发鼻咽癌等多种癌症，还容易对消化道黏膜造成损伤，引起消化道炎症或溃疡。

d. 加工类肉食品。加工类肉食品包括肉干、肉松、香肠等，其中所含防腐和显色作用的亚硝酸盐是三大致癌物质之一。所含大量的防腐剂，会加重肝脏负担。

e. 冷冻甜品类食品。冷冻甜品类食品包括冰淇淋、冰棒和各种雪糕等，容易伤胃。女性食用会导致痛经或经期失常。含奶油较高的冷冻甜品类食品极易引起肥胖，因含糖量过高会影响正餐进食量。甜点属于高糖分、高脂肪、低纤维的食物，能量很高，多吃容易增加体重。各种以果料为名的产品，实际所用的主要原料是水果香精和色素，并未加入水果。

f. 油炸类食品，如薯片、锅巴。炸薯片的原料是土豆（马铃薯）。土豆中富含钾和B族维生素,正常加工方式制作的土豆类属宜食食品。煎炸制作则副作用较多，因在煎炸过程中吸收了大量油脂，会损失多多的维生素。炸薯片因过度调味，含盐量和添加剂较高，制作过程还会形成有致癌作用的丙烯酰胺类物质，有的炸薯片中的丙烯酰胺含量超过饮水中允许最大限量的500多倍。

g. 饼干类食品。在饼干类食品中，即便较好的低温烘烤全麦饼干中因含食用香精和色素过多，对肝脏功能也会造成负担。这类食品属热量多、营养成分低类。此外，所有加工饼干在加工中的各种加工方法均会大量破坏食品原有的维生素。

h. 果脯。果脯为话梅、蜜饯类食品，虽然保留了原果的部分营养，但所含三大致癌物质之一的亚硝酸盐成分较高。果脯所含的食品添加剂，如防腐剂、香精及盐分含量均过高，对肝、肾有一定的损伤。

i. 方便类食品。方便类食品主要指方便面、膨化食品、罐头类食品。方便面中维生素和矿物质含量低，膳食纤维少。它的汤料包中含有大量盐分和味精，酱包或油包中含有大量饱和脂肪酸，有些用氢化植物油制作，常食对健康不益。

膨化食品中蛋白质含量低，维生素量不足，调味料中含盐量较高，有的还含有铝，很多产品制作中加入氢化植物油，对健康十分不利。

j. 此外，有人将汉堡和罐头食品也列入垃圾食品。汉堡主要问题是脂肪多、纤维少，维生素C和其他抗氧化成分不足。如果同时搭配蔬菜，可作为正常快餐的补充。

水果罐头虽然将新鲜水果中的矿物质和膳食纤维几乎全部保留了

下来，但在新鲜水果供应充足、采购方便时尽量不选，在水果短缺的时候可以采购食用，以补充部分人体必需的营养成分。

肉类罐头虽然在加工过程中受高温、高压，导致骨、刺中的钙会更多地溶解出来，但在贮藏过程中蛋白质会变性，为了长久保存增色、增味，常加入对人体健康不利的化学食品添加剂。日常生活中需要补充肉类食品时，也应以新鲜肉为主。

为什么长期不变质的食物不能吃？

《饮食精粹·冬》中说："环境中到处存在着多种多样的微生物，只要温度适宜，微生物就会生长和繁殖，分解食物中的营养素，以满足微生物自身的需要。食物在生产、加工、运输、储存、销售过程中，很容易被这些微生物污染，导致食物变质。食物变质后其中的蛋白质已被破坏，食物便会发出臭味和酸味，失去了原有的韧性和弹性，颜色也会发生变化。平时看到的米饭或馒头发馊、水果腐烂，就是碳水化合物被酶分解后发酵所致。含脂肪较多的动物性食物中有多种酶，在酶的作用下，食物的营养素被分解成多种低级产物。脂类食物很容易被氧化，产生一系列的化学反应，氧化后的油脂有怪味，如肥肉会由白色变成黄色。"

发霉是一种经常出现在食物中的自然现象，致霉产生的成分霉菌和虫卵生长发育需要水的存在和暖和的温度，食物中含有淀粉和蛋白质或多或少地夹杂一些水分。如果食物中的水分活度值低，霉菌和虫卵不能吸收水分。在受潮后水分活度值升高，霉菌和虫卵就会吸收食物中的水分进而分解和食用食物中的养分而发生霉变。

油能隔绝空气，有一定防止微生物侵入的作用。油脂也是延缓食物变质的物质之一。中国自古就有油纸包食物的习惯，油炸及经油渗拌制作的糕点较一般食物存放时间为长，如月饼以面粉、油、糖为主要原料，糕点或月饼正常情况放入含饱和脂肪酸相对稳定的动物油或动植物油合用，存放时间应该在半月至一个月，烘干的饼干类可存放较长时间。如果买回含水分较多的糕点或月饼超过半月甚至更长时间也不变质的，证明加入了氢化植物油或过多的防腐剂，两者对人体均有副作用，故也不宜食用。

③"美味"与"寡味"之节。

按食物种类分，肉类、禽蛋、水产品类食物比粮食、蔬菜加工制作出来的食物味道鲜美。前者属"美味"食物，后者属"寡味"食物。现代食品工业中加工的成品食物包括多种垃圾食品也均属"美味"食品，而一般家庭制作的健康饮食则属相对"寡味"的食物。但"美味"食品大都并不"美好"，有明显毒副作用的更不"美好"，"美味"与美食之间并非画等号。

《黄帝内经·素问》中的《生气通天论》篇曰："膏粱之变，足生大丁。"（其文意为：经常吃肥甘厚腻、精米等美味的食物，会使身体发生疔疮。）这是因为，食物中的脂肪和蛋白含量过高，产热过多，郁积体内热所致。

餐馆是美食家常去之处，也是制作"膏粱"，产生大肚腩、"三高症"的主要源地之一。各类餐馆除了食物色、形搭配及火候掌握需要技巧外，油和各类调料使用比正常家庭烹制明显为多。受逐利目的驱使，原料也多是形好，而肉的新鲜程度、腐败与否，甚至干净程度都被打上大大的问号。味觉敏感的人发现某些面食中的名小吃味精量极大，有些还加用香精类化学添加剂，这样的"美味"实在不如"寡味"。

去高级餐馆是经济实力和地位的象征，少食或偶尔光顾，对身体不会造成多大损害，频频出入则祸不旋踵。"美味"的诱惑，常会使人多吃，自律性对贪吃的美食家而言，是九霄云外的东西。营养学家赵霖教授形象地称这些人为"天天登高坐，渐渐近祠堂"（其文意为：每天都进高级餐馆的人，会对身体造成缓慢的伤害，并减少寿命。"祠堂"原是供奉牌位的地方，这里指死亡。）尽管这样警示，但收效甚微，死亡和疾病也不能让他们却步。有些人明知常吃"美味"对身体不益，却不能自制。有些勇敢的人，不管食物毒副作用大小，只求美味，是海、陆、空能吃的全吃之士。

人们对"美味"食物的自制能力有限，强制换成"寡味"则可使人获得新生。

《饮食精粹·前言》中说："吃身体需要的，不吃嘴巴想吃的食物。"有些"美味"食物，偶尔食用，无可厚非，但人体更多的需要的是"寡味"食物，如南方的清淡餐食。某城区在20世纪七八十年代招收潜水兵和潜艇兵时，生活条件好、平时有肉吃的家庭子弟，体检时反而比条件差、无肉吃的家庭体检合格率高。

现在已进入一般家庭每天都能吃到肉、蛋、奶等副食品的时代，食物加工方法也日渐丰富，提倡"寡味"食物正当其时，要保证身体健康、少病，日常饮食中，"寡味"食物可多些、再多些。

④种类的优劣之节。

麦、米、豆等粮食，主食蔬菜及禽、肉类是祖先留给现代人的丰富遗产，结合现代科技理论，从众多种类中优中选优，选定常食、兼食品类，又能进主食厨房者才能更有利于保护大众健康，养护生命。红薯在各种健康食物中，位于饮食金字塔的最顶部，是应多食、常食且价格低廉的大众食物。

红薯营养丰富，尤以胡萝卜素含量极为丰富。每500克的鲜番薯中含胡萝卜素要比成人每天需要量多1倍。1个约重100克红薯即可提供2倍量的人体每天所需维生素A、1/3量的维生素C和约50微克的叶酸，膳食纤维的含量高于1碗燕麦粥。

常吃番薯可预防癌症，其被列为第一抗癌食品。红薯含有较多的淀粉和膳食纤维素，膳食纤维具有阻止糖分转化为脂肪的特殊功能，食入后能在肠内大量吸收水分，促进胃肠蠕动，这些成分不仅能够预防便秘、治疗痔疮和肛裂，对预防直肠癌和结肠癌也有一定作用。常吃红薯有助于维持人体内正常叶酸水平，体内叶酸含量过低会增加患癌症的风险。

红薯中所含的去氢表雄酮是人体合成的多种性激素的前体物质，不同性别体内的去氢表雄酮通过不同生物酶的作用可神奇地转化成雄烯乙醇、睾酮、雌二醇和雌酮等，这些是不同性质的人体所需的激素，这种成分有调节动物体内免疫系统功能、提高机体免疫力、杀死癌细胞和防止扩散的作用。美国科学家称去氢表雄酮为"激素之母"。

红薯富含钾元素、β-胡萝卜素、叶酸、维生素 C 和维生素 B_6 等。β-胡萝卜素和维生素 C 有抗脂质氧化、预防动脉粥样硬化的作用。补充叶酸和维生素 B_6 有助于降低血液中高半胱氨酸水平。半胱氨酸水平可损伤动脉血管，是心血管疾病的独立危险因素，故叶酸、维生素 B_6 也有预防心血管疾病发生的作用；钾则有助于人体细胞液体和电解质的平衡，维持正常的血压和心脏功能。

红薯所含黏液蛋白成分是一种胶原和黏液多糖类物质，对人体器官黏膜有特殊的保护作用。这种黏蛋白成分不但能维持人体心血管管壁的弹性，能预防胆固醇在血管壁上沉积，减少动脉粥样硬化概率，使血液中和皮下脂肪减少，还有助于防止血液中胆固醇的形成，预防冠心病发生。

海带是降压、抗癌的次选食物。海带中含有 17 种氨基酸，从海带中提取的氨基酸，国内称之为褐藻氨酸。最近研究发现，海带降血压的原理主要是因为海带所含的褐藻酸钾能调节钠钾平衡。每人每天食用的盐分进入体内后分解成钠离子，食盐过量时被血管吸收，则促使血管收缩，造成血液循环受阻，使血压升高。海带中的褐藻酸钾在胃酸作用下分解成褐藻酸与钾离子，分解成的褐藻酸与钾离子在十二指肠处为碱性，褐藻酸与多余的钠离子结合成褐藻酸钠经粪便排出体外，钾离子则在十二指肠处被吸收，使钠离子更易排出。小动脉壁内含钠量减少，使小动脉平滑肌对去甲肾上腺素等升压物质反应减弱，外周血管阻力降低，则导致了血压下降。海带主要用于治疗钠代谢作用引起的高血压，降血压安全、平稳。

通过抗自由基而抗癌、抗衰老的 3 种最重要成分按作用大小排列，顺序是虾青素、番茄红素、花青素。虾青素主要存在于海带等海洋蔬菜和部分海产品中；番茄红素主要存在于西红柿中；花青素则存在于葡萄等多种果蔬中。

苦瓜也具有抗癌作用。苦瓜的抗癌物质为一种能激活免疫细胞的活性蛋白——奎宁蛋白。它通过免疫细胞做"二传手"，将癌细胞或其他不正常的生长细胞杀掉。苦瓜种子中含有能抑制肿瘤细胞分泌蛋白酶的蛋白酶抑制剂，可抑制癌细胞的侵袭和转移。成熟的苦瓜籽人们不方便食用，但嫩苦瓜可连籽同食。

香蕉、金针菜是快乐食品，情绪抑郁时可食用。

此外，有些生物选择食品的优劣敏感性较人更强。生虫的水果大部分人会在采购时弃选，卖价也相对较低。生虫的水果中的虫子成了水果优劣的实际鉴别师。生虫的水果的优点：一是甜度较不生虫的水果更浓郁，二是农药残留相对为少或无。食用时洗去虫子啃食过的部位即可。同样道理，采购蔬菜、水果时，生虫子的蔬菜、水果也是较好的。

蔬菜种植时因氮肥的施用量过大，会造成蔬菜内的硝酸盐严重残留。研究表明，蔬菜中的硝酸盐含量由强到弱的排列是：根菜类、绿叶菜类、白菜类、葱蒜类、豆类、瓜类、茄果类、食用菌类，蔬菜的根、茎、叶硝酸盐的污染程度倍量于花、果、种子。这告诫人们在选购蔬菜时，在保证营养情况下首选瓜、果、豆和食用菌，次选花叶、根茎类。因根茎类特殊的营养价值，如红薯、红萝卜等，采购后尽量不吃鲜，放置一段时间再加工食用。

氮肥是促进叶菜类蔬菜生长的要素，叶菜类蔬菜有小白菜、大白菜、苋菜、空心豆、芹菜、包心菜等，这类蔬菜生长期间极易吸收硝酸类氮肥，如施用这类化肥后，叶菜类蔬菜吸收的都是硝酸盐类离子，人食用后硝酸盐类离子就会进入人体，多食容易蓄积中毒。选购这类新鲜蔬菜也应适度存放，预留残留痰肥在蔬菜中的转化时间。

⑤食用氢化植物油食物等于在体内放入定时炸弹。

氢化植物油含有大量反式脂肪酸，俗称奶精、人造奶油，是普通植物油在一定温度和压力下加氢催化的产物。氢化植物油里面含有 38% 的反式脂肪酸，室温下是固态。因为食品用这种油制作不但能延长保质期，还能让糕点更酥脆，口感也更好，也能保持食品的固体形状，因此广泛用于食品加工。这种油存在于大量的西点与饼干里头，咖啡伴侣的主要配料植脂末也是氢化植物油。

氢化植物油的结构在化学上是呈反式的连接键，毒性比真正的奶油要强好几百倍，是一种毒性比地沟油更强的垃圾油，食用氢化植物油制作的食物等同在体内放入了定时炸弹。在自然情况下，人体是无法吸收和消化这种氢化植物油的。一般的脂肪在人体内约 7 天就能代谢排出，而这种脂肪酸在人体内需要约 51 天才能分解排出，因而，它就会沉积到我们身体各处。食用氢化植物油后首先会对肝脏造成伤害，进而破坏人体细胞膜，造成细胞的缺陷，影响细胞复制与再生。吃一口反式脂肪酸食物，就等于吃 7 口普通油脂，或者吃 4 口肥肉，会迅速增加人体血液中的胆固醇量，增肥的效果特别明显。反式脂肪酸还可通过胎盘以及母乳转运给胎儿，对其视网膜、中枢神经系统和大脑功能的发生、发展产生严重的不利影响。最可怕的是，它会影响儿童的大脑。人脑中有 60% 的优质脂肪，而摄入反式脂肪酸后，它会取代儿童脑中的优质脂肪，使聪明的孩子变笨。另外，反式脂肪酸还可影响神经、生殖系统的发育，比如减少男性雄性激素分泌、抑制儿童的正常身体发育等，且会诱发气喘及过敏等疾病。美国医学部门解剖各个年龄段的意外身亡者发现，由于从小就吃含反式脂肪酸的乳品或食品，两岁儿童的血管已经开始有破裂的现象。

据近期研究报道，膳食中的反式脂肪酸每增加 2%，人们患心脑血管疾病的风险就会上升 25%。氢化油吃得越多，癌症患病率越高。长期大量食用，还可使人产生身体过早衰老的症状，甚至引发老年痴呆、糖尿病等疾病。

目前，我国对氢化植物油的使用尚无明确标准，既未规范产品成分标识，也未为消费者提供充分的食品营养信息。由于对食品中的反式脂肪酸含量没有行业标准，反式脂肪酸也没有被纳入食品日常的检查范围，这使消费者在选择食品时不知情，也缺乏参照的标准。尽管业内专家多次呼吁政府应尽快出台相关标准和规范，但时至今日仍未见规范出台。

有人在北京的几家超市做过调查，发现在同一家超市中，95 种饼干里有 36 种含氢化植物油，51 种点心里有 19 种含氢化植物油，16 种咖啡伴侣中全部含氢化植物油，31 种麦片里有 22 种含氢化植物油，就连面包、方便面、薯片、糖果、巧克力、冰淇淋、雪糕、汤圆、奶茶等也含有氢化植物油。

韩国于 2007 年 10 月 14 日发表声明，麦当劳的炸薯条每 100 克中含 1.6 克反式脂肪酸，汉堡王和肯德基的炸薯条每 100 克均含 1.3 克反式脂肪酸，派派思和乐天这两个韩国快餐品牌的炸薯条每 100 克分别含 1 克和 0.7 克反式脂肪酸。为防"定时炸弹"进入人体，每个食用者必须增强鉴别力和自制力。

⑤烹制前备料中的优劣之节。

烹制前备料中一般经过择、切、淘、洗等过程。

因各类蔬菜中大都有农药残留，洗菜是烹制前的关键一步。洗蔬菜先用清水泡 10 分钟，再冲洗 2 ~ 3 遍，因盐水可破坏叶菜的细胞膜，最好不用盐水泡洗。然后在水中放入蔬菜和食用碱，浸泡 5 ~ 6 分钟，之后将碱水倒出用清水漂洗干净。如没食用碱可适当延长浸泡时间，一般需 15 分钟左右。食用碱洗菜浓度不得低于 2%，上限不超过 15%。淘米水属弱碱性，可代替食用碱清洗蔬菜。

清洗卷叶菜可先切开，放在清水中浸泡 1 ~ 2 小时，再用清水和碱水冲洗。

实验表明，用开水烫的蔬菜可清除 90% 以上的残留农药，是最好的清洗方法。有些蔬菜如菜花、豆角、芹菜等烹制前最好用开水烫一下。

清洗蘑菇先除去根蒂，再用碱水或淘米水浸泡后清洗。

据测定，鲜菜、水果在阳光下照射 5 分钟以上，有机氯、有机汞农药的残留量损失达 60%。而在室温下放 24 小时，残留化学农药平均消失率仅为 5%。对于方便贮藏的蔬菜、水果，最好晒后再进行存放。

猪肉油脂不容易清洗，烹制前可以用淘米水清洗，最好把肉放入热水中煮 2 ～ 3 分钟以清除表面油脂和污物。牛肉和羊肉烹制前浸泡在清水中半小时以上，让肉里面的血水被清水稀释掉，以减少制作这些肉里面残留血水的腥味。

鱼的脊背上有两条白筋，是鱼的感觉器官，又被称为"鱼筋"或"鱼腥线"，是产生特殊腥味的东西，俗称"发物"。洗鱼时，必须将白筋挑出并抽掉。洗鱼时放入少量醋可减少鱼腥味。

此外，芹菜叶是好的食用部分，不可弃除。肉类及水产品清洗后要用各种调料腌制。水果是清洗后直接食用之品，清洗更为关键。桃子放盐水中浸泡，用手擦拭去除桃毛，用盐擦拭表面后用清水冲洗亦可；葡萄要放入适量水、食用碱和面粉浸泡清洗；樱桃清洗不可先去蒂把。清洗草莓先用清水冲一遍，再依次在盐水和碱水中浸泡后用清水冲洗。苹果一般去皮食用，不愿去皮者可用盐水浸泡后清洗或用盐在苹果表面反复擦拭再用清水冲洗。

⑥食物烹制过程中的优劣之节。

《饮食精粹·前言》中说："有人谈起中外人士饮食观念说，'外国人饮食讲究营养，中国人饮食讲究口味'这些话带有很大的片面性……口味和营养是一对友好的伙伴，也是所有人共同追求的目标。食味调理得当，则能刺激食欲，增加营养成分的吸收。调理食味又不能过多地破坏营养，讲究营养也不能不顾食味，二者必须兼顾。这就给饮食的制作提出了更高的要求。虽然那种'三日入厨下，洗手作羹汤，未谙姑食味，先遣小姑尝'的现象已不存在了，但理论知识欠缺，制作中的错误也非常多见，如鱼脑类食品，虽排除了加热破坏营养的因素，但鱼腥味甚浓，乐于接受者不多。熏烤的肉类不但可使肉食中的营养成分遭到破坏，还可产生致癌物质，葱、蒜、韭菜等食物长时间加热，既可使香味大为减弱，还会使维生素 B_1 大部分受到破坏。

味精、料酒、胡椒等调味品过早放入加热，则调味作用明显减弱。豆制品加热时间过短，则营养成分不易被吸收。巧妇有米还要巧制作，但必须以现代的烹调知识作基础。"

煎、炸、烧、烤是中国传统美食的制作方法，虽然大部分人认识到了这种制作方法的危害性，但用这些方法制作的食品比其他方法的味道诱人，很难限制。

《饮食精粹·冬》中说："加热是一种催化反应，可促进食物活跃成分发生质量变化。制作油料原料中一般不含有反式脂肪酸，加热便会促使油质成分氧化，产生有害物质自由基。植物油多含有不饱和脂肪酸，更容易发生氧化反应。加热也会使油料分子发生变化，产生反式脂肪酸。热榨法是油料生产的主要工艺，故油料在生产食用油的过程中会生成部分反式脂肪酸。有人对上海市场的食用油反式脂肪酸的测定发现，大多数的食用油中的反式脂肪酸含量较高，大于欧洲在食用油的反式脂肪酸质量分数小于 10% 的限量规定。据最近报道称，冷榨油阻止反式脂肪酸产生的制油方法已在尝试使用，如果推广起来，对食用者来说是一种福音。

食用油的烹饪过程也会生成反式脂肪酸，有人利用傅里叶变换红外光谱测定加热后的食用油的不饱和成分和反式异构体发现，不饱和成分减少，反式异构体增加，油的温度越高产生的反式脂肪酸越多。据研究报道，葵花籽油加热到 230℃ 时可以使粗油的反式多不饱和脂肪酸从很低的含量增加到原来的 3 ~ 10 倍。油加热后可提升香味，与反式脂肪酸的增加有一定关系。用油炒菜是中国人自古以来的习惯，油炸、煎、烤也是人们常用的制作食物的方法。因油炸、油煎食物含油量更大，油温的升高导致反式脂肪酸含量增加，反式脂肪酸更能增香，烧烤也能增香，故人们大都喜爱食用油炸、油煎、烧烤食物。油经加热后不仅使反式脂肪酸增加，其他致癌成分也会增加。

成人每天食用油的摄入量上限是 25 克。因为少油则加工的食物缺乏香味。现代人的生活中，油制食品充斥市场，自己制作的食物加油也多，食用油大都远超此量。据调查所知，我国每天人均食用油量是 44 克，这是引发高血脂、高血压的主要原因之一。限制油的摄入量，是从源头上降低血脂，治疗高血压的有效方法。

凉拌蔬菜中一般放油量远低于炒菜用油量，大大减少了食用油的摄入，还可阻止油在加热时产生的多种有害成分。凉拌蔬菜中的维生素等营养成分因未受热也没有遭到破坏，营养成分保留较全，故蔬菜最好凉拌食用。但蔬菜凉拌，微生物不容易杀灭，容易产生腹泻，这是许多人不喜食用凉拌蔬菜的主要原因。醋中所含的醋酸是微生物的天敌。许多抗生素如硫酸庆大霉素、硫酸链霉素也都是以酸为主要成分。大蒜是天然的抗生素，加入生蒜和醋则能有效地杀灭病原微生物。有些不耐生冷、刺激，容易发生胃肠道反应者，可从少量食用开始，慢慢适应。国外有些肉食、鱼类也采用生食法，但不太容易被人接受，科学性也值得探讨。"

（3）患病时的食疗之节。

《饮食精粹·前言》中说："'小病食疗，大病药治'已成了人们的共识，如'上火'，现代医学认为多属体内维生素 B 族缺乏，应多吃富含维生素的食物，这些富含维生素的食物多性属寒凉，具有清热作用；胃寒了，饮生姜水温胃；加入生姜、白菜、醋、辣椒的酸辣汤可治疗风寒感冒……

大病饮食疗法也可起到良好的作用，'十人九痔'形容痔疮发病之多，其基本病理是因血液回流不畅所致。大便干是引发出血、疼痛症状的直接因素，部分病例手术切除后，疤痕收缩造成肛管狭窄常引起复发。注意饮食则可防止大便干燥、防止痔疮，如海带、芹菜及其他粗纤维类食物具有明显的通便作用，且这些蔬菜价格低廉，各种生活水准的人可食用。笔者曾告诉病人：'每天五两（250 克）芹，痔疮不扰人。''每天三两（150 克）带，大便很畅快。'心脑血管疾病是最常见的老年病，很多食物如木耳、蘑菇、海带、芹菜、荠菜、茄子、香蕉等均对这些疾病有治疗作用。

随着医疗改革的深入，医药费报销现象的变化，熟悉医药知识已成了社会每个人生活内容的一部分。但熟悉医药知识不如先熟悉食物方面的知识，既能防病、治病，又可减轻经济负担。健康是福，但福不会凭空而降，要想使身体保持健康无病，必须从自身做起，注意饮食营养，这比熟悉医药知识更为必要。"

（三）起居有常

1."起居有常"含义解析

"起"，形声字，本义是由躺而坐或由坐而立等，如起床、起立；引申为离开原来的位置，开始，拔出，取出；由下向上，由小往大涨；发生、产生、发动、提出，如起风。本文取起床意。

"居"，象形，金文字形，是"踞"的本字。像人曲胫蹲踞（身体长时间不挪动位置）。形，本义为"蹲着"，引申为住；住的地方；处于，占；怀着；停留。本文从"住"进一步引申，和"起"对应，主要指休息、入睡。

"常"，形声。从巾，尚声。本义为旗，引申为一般、普通、平常；随时；不变的、固定的；规则、规律；时常。本文指规律。

"起居有常"指人的作息要有规律。

2.遵守一般规律之常

（1）古今起居皆崇守"夜休昼作"之常。

中国古代的养生家们认为，人一天的活动受人体内在的一种动能支配，这种动能被先民称为"阳气"，随着"阳气"的升发、闭藏，人们进行活动或休息。《黄帝内经·素问》中的《生气通天论》篇曰："故阳气者，一日而主外。平旦人气生，日中而阳气隆，日西而阳气已虚，气门乃闭。是故暮而收拒，无扰筋骨，无见雾露，反此三时，形乃困薄。"（其文意为：人身的阳气，白天主管人的体表；清晨的时候，阳气开始活跃，并趋向于外；中午时，阳气最旺盛；太阳偏西时，体表的阳气逐渐虚弱，汗毛孔也开始闭合。所以到了晚上，阳气收敛，拒守于体内，晚上以后的时间不要扰动筋骨，也不要接近雾露。如果违反了

1天内这3个时间的阳气活动规律，人的形体被外来的邪气侵扰则会困乏而衰退薄弱。）因此，人们将"日出而作，日暮而息"的休作习惯延续到了今天。

《内经》理论指导人们形成的休作习惯的优越性已被2017年诺贝尔生理或医学奖的"生物体昼夜节律的分子机制"理论所证实。该理论贡献者通过研究发现，地球上的所有动物都有一种叫"生物钟"的生理机制，这种生理机制控制着人们的昼夜作息，控制着人们的生理状态以适应环境。生物钟调控人们的生理机能以适应日常生活中从白天到夜晚的24小时循环节律的光亮、黑暗周期，与地球自转一次的时间吻合。

研究还发现，生物钟几乎存在于所有哺乳动物的细胞中。大脑中的一个重要结构——下丘脑视交叉上核发挥着指挥部的作用。它通过接受来自多个器官的信息，能够协调各个器官的节律情况，确保与外界保持一致。人类大脑中视交叉上核所在的那片区域也正处在口腔上颚的上方，人们的睡眠、清醒和饮食行为都归因于生物钟的作用。

通俗地讲，生物钟就是生物体生命活动的内在规律性，就像人体内的一种无形的时钟，能够在生命体内控制时间、空间发生、发展的质和量，时刻提醒人们遵守客观规律，在正确的时间做正确的事情。当人的生物钟与地球旋转保持同步，即"日出而作，日暮而息"时，最有利于人体的健康。

（2）24小时生理波动之常。

人体一天中的各种生理变化很大。四季有春、夏、秋、冬，一天中也像四季一样分明，不同时间对疾病的抵抗力也不同。《黄帝内经·灵枢》篇中的《顺气一日分为四时》第四十四节曰："以一日分为四时，朝则为春，日中为夏，日入为秋，夜半为冬。朝则人气始生，病气衰，故旦慧；日中人气长，长则胜邪，故安；夕则人气始衰，邪气始生，故加；夜半人气入脏，邪气独居于身，故甚也。"（其文意为：以一昼夜区分四时，早晨就像春天，中午就像夏天，傍晚就像秋天，半夜就像冬天。早晨，人体阳气开始生发，邪气衰退，病人感到神态好；中午，人的阳气逐渐隆盛，正气增长能胜邪气，所以病人较安静；傍晚，人的阳气开始收敛，邪气就会逐渐增长，所以病情逐渐加重；半夜，人的阳气闭藏于内，不能与邪气抗争，人体内只显出邪气旺盛，所以疾病就极其严重。）

现代学者根据生物钟理论将 24 小时做了具体的划分：

1 点钟：处于子时之末，大多数人已经睡了 3～5 小时，已经历 1～2 个睡眠周期。此时阴气最甚，对痛觉特别敏感，有些疾病此时易加剧，阴寒严重疾病很容易导致死亡。

2 点钟：丑时之中，肝脏仍继续工作，胆囊分泌胆汁，肝胆疾病容易加重。肝脏利用这段人体安静的时间，加紧生产人体所需要的各种物质，并把一些有害物质清除体外。其他器官则将工作节律放慢或停止工作，处于休整状态。此时，体内的阳气萌动，阴寒性疾病加重，容易加重或引发死亡。

3 点钟：丑时末段，寅时起始时间，全身肌肉完全放松，此时血压较低，脉搏和呼吸次数很少，仍属阴寒性疾病加重时间，容易加重或引发死亡。

4 点钟：寅时中段，肌肉处于最微弱的循环状态，心、脑部的供血、供氧量最少，血压进入最低值时段，呼吸微弱，此时人容易死亡。此时全身器官节律仍放慢，但听力很敏锐，容易被微小的动静所惊醒。

5 点钟：寅时末，卯时起始时间，肾脏分泌少，人体已经历了 4～5 个"睡眠周期"，此时觉醒起床，很快就能进入精神饱满状态。

6 点钟：卯时之中，血压开始升高，心跳加快，体温渐次上升，肾上腺皮质激素分泌开始增加，此时机体已经苏醒，想睡也睡不安稳，为一日第 1 次最佳记忆时期。免疫力上升，易发过敏性疾病。

7 点钟：卯时之末，辰时之初，肾上腺皮质激素的分泌渐次进入高潮，体温上升，血液加速流动，免疫功能加强，过敏性疾病加重。

8 点钟：辰时之中，机体休息完毕而进入兴奋状态，肝脏已将身体内的毒素全部排尽。大脑记忆力强,为一日中第2次最佳记忆时期。

9点钟:辰时之末,巳时之初,神经兴奋性提高,记忆仍保持最佳状态。免疫力较强,疾病感染率降低,是对痛觉最不敏感的时段。此时心脏已接近满负荷工作,人的精力旺盛,精神饱满。

10点钟:巳时之中,人的积极性上升,工作积极性加大,人体处于第1次最佳状态,痛苦减弱,阴寒性疾病感觉减轻。此时为人创造力极其旺盛时期。

11点钟:巳时之末,午时之初,体内阳气长发接近峰值,心脏继续有节奏地工作,精神饱满,工作积极性高涨。

12点钟:午时之中,阳气升发至顶峰,人体的全部精力都已调动起来,阴虚阳亢类疾病进入危险时间。

13点钟:午时之末,未时之初,阳气升极而降,阴气初升。午饭后,头部循环血量减少,精神困倦,白天第一阶段的兴奋期已过,此时感到有些疲劳,宜适当休息。

14点钟:未时之中,阳气下降,阴气萌动,阴阳交争导致精力消退,此时是24小时周期中的第2个低潮时间,此时反应迟缓。

15点钟:未时之末,申时之初,身体重新改善,此时感觉器官尤其敏感,工作能力逐渐恢复,是一天中第2个工作效率增加的时间。

16点钟:申时之中,土气最旺时间,脾胃疾病会感到渐渐有所反应,血液中糖分增加,但很快又会下降,医学将这一过程称为"饭后糖尿病",部分高血压患者的血压上升。

17点钟:申时之末,酉时之初,工作效果较高,嗅觉、味觉处于最敏感时期,听觉处于一天中的第2个高潮时间。下午3～5时是适宜户外锻炼的时间。

18点钟:酉时之中,体力和耐力达一天中最高峰,痛感下降,运动员此时应更加努力训练,容易取得好成绩的时间,但运动后应及时进餐,以补充营养。

19点钟:酉时之末,戌时之初,心理稳定性降到最低点,此时精神状态最不稳定，很容易激动，与人发生口角。

20 点钟：戌时之中，当天的食物、水分都已充分贮备，体重最重的时间，反应较为迅速、敏捷，适宜户外活动锻炼。

21 点钟：戌时之末，亥时之初，记忆力为一天中第二好时间。

22 点钟：亥时之中，体温开始下降，睡意降临，正常入睡者进入浅睡眠时间。呼吸减慢，脉搏和心跳降低，激素分泌水平下降。体内大部分功能趋于低潮时间。此时血液中的白细胞增多，使得免疫功能增强。

23 点钟：亥时之末，子时之初，早睡者已进入梦乡，细胞修复工作开始，阳气衰微，阴气接近鼎盛，是阴寒性疾病的危险时间。

24 点钟：子时之中，身体开始作最繁重的工作，更换已死亡的细胞，建立新的细胞，为下一天做好准备；此时为阳气衰微、阴气最盛的时间，阴寒性疾病危险的时间，死亡率较高。

这种分类方法有一定科学性，虽然有些内容还需要进一步研究和探讨，但大部分值得借鉴，根据各个时间的规律安排生活起居。有学者认为，一天 24 小时中各个时间段均有不同的脏腑经络当令，胆经：子时；肝经：丑时；肺经：寅时；大肠经：卯时；胃经：辰时；脾经：巳时；心经：午时；小肠经：未时；膀胱经：申时；肾经：酉时；心包经：戌时；亥时：三焦经。其说也值得参考。

3. 特殊情况的起居调节之常

（1）"人如秋鸿来有信"是生物钟提示功能的作用。

"人似如秋鸿来有信，事如春梦了无痕"是苏轼《与潘、郭二生出郊寻春》中的两句诗，诗意是：人就好像秋天的大雁一样，来去都有规律性，有音信痕迹。可是，往事就像春天的梦境一样，一点痕迹都没有留下。这句话涉及生物钟的提示功能。"起"是行动起来。"居"是停止不动，行动或静止，都按照一定的规律进行，这属"起居有常"的另一层含义。

生物钟的提示功能分时间提示和事件提示两种。时间，指提醒人们在一定的时间必须做某事，到了这个时间，自然会想起这件事，如计划中第 2 天要参加朋友婚礼，参加婚礼的人第 2 天便会早上早早起床并穿上体面的服装出行。时间提示起作用的事件，在现实生活中，每个人会常常遇到，如什么时间上班、什么时间赶某趟车到某地办某事等。特定的节日由专门机构认定并有法定假期及周围人的庆祝、纪念活动提醒，生物钟提示作用不明显，而生日、忌日则只对特定的个体提醒。

事件提示指当人们遇到某事时，生物钟可以自动提示另外一个事件的出现。如有人反复叮嘱某些在某种场所一定不能说的话，进入这种场所的人会想到叮嘱而三缄其口，即使受某些气氛影响得意忘形时看到叮嘱者也会忽然想起而闭口不谈。流里流气、脏话连篇的人见了陌生人，特别是心仪的异性时一定不会流露半句污言秽语。经常盛气凌人、颐指气使对下级责骂声不断的人，当受到上级调查时，语言行为会与从前截然不同。再随便的人参加吊唁活动时动作也会立即收敛，不苟言笑者参加喜庆活动时即使在讲恭维话时也会眉头舒展。

事件提示用得最多的是看到某事时，在你的大脑里所依次产生的那些"忆块"（回忆的一种）会重现。如"经络"一词抽象，叫人难以理解，经过老师详细讲解，特别是用肢体语言表达或摇头晃脑地背诵"经络者，决生死，处百病，不可不通"，并加在人体模型和自己身上反复比画经络走向时，脑海中会很快闪现老师的动作、模型的经络线条图，老师讲解时的语气、语调等有关经络的多面立体图，场景再现会使人很容易表达经络的准确概念。

生物钟的提示事件作用在现代教学中有着重要的指导意义，虽然电子化教学的辅助使教师的工作轻松许多，但学生耳濡目染的是老师带着情感的肢体语言、表情语言，教学中反复强调表达的语气立体图。老师倾注心血的多少，一定程度上决定着学生能掌握再现知识的快慢。学生掌握知识速度的加快能提高对学习的兴趣，也利于他们身心的健康和成长。

"学高为师，身正为范"。家长是学生的启蒙老师，老师是各个阶段接力传授品行和知识的施教者，两者均需要先"身正"，良性提示尽可能多些，并增加学生重复再现的概率，使学生铭记于心的是有益的知识，使学生保持优良的言行，最终达到德智双收的目的，让学生走出校门时带出去的是能照亮一片又一片的光辉。这样，社会的爱就会一点点多起来，恶性事件再现的概率就会少一些，良性事件再现的概率便会增加，这样既有利于社会的安定和团结，也有利于社会群体中个体的身心健康。

生物钟的提示时间和事件的功能，提示人们在青少年时期既要"三更灯火五更鸡"，享受获得知识的乐趣，也要合理安排时间，多锻炼身体，远离不良习惯和垃圾食品，储备健康资本，防止早熟或早衰。中老年人尽可能遵循"昼起夜居"的节律，并要早睡早起，参加适合年龄段的身体锻炼，不断学习新知识以锻炼脑力，自我制定健康的生活规律，时时在头脑中再现，使之经常提醒自己慢慢养成的良好的习惯，头脑中建立起"优良生物钟"，远离"昼居夜起"等不良习惯。

（2）叔孙通的贡献与禁止功能的作用。

汉高祖五年，刘邦统一天下，诸侯在定陶尊立刘邦当了皇帝。即位后，刘邦废除了秦朝那套繁琐的礼法，责成叔孙通制定一套简便、易行的礼仪。这种礼仪起因于一次宴会，宴会上参加的大臣们酗酒争功，狂呼乱叫，甚至有人拔剑击柱，刘邦非常反感。叔孙通看透了刘邦的心理，便自荐到鲁地拜访儒生，让他们和自己的弟子们一道给刘邦制定一套朝廷上使用的礼仪。得刘邦准许制定礼仪后又经演习赢得刘邦的满意。汉高祖七年，长乐宫建成，诸侯王大臣都依所制的朝仪行礼，秩序井然。叔孙通所订朝仪简明易行，适应了加强皇权的需要。

礼仪规范了大臣上朝的举止，限制了他们的放荡行为，叱咤风云的将军们也通过多次演习变得礼貌。叔孙通带领儒生们制定的礼仪，一直被延续了许多朝代。民间婚丧嫁娶都有规范这些参加活动人的礼仪。这便是生物钟禁止功能的作用。

生物钟的提示功能是，"起居有常"中"起（行动）"的内容，而生物钟的禁止功能则是"居（停止）"的内容。

禁止功能是指机体某个功能或行为可以被生物钟终止。如在地震中面对房屋晃动，周围传来恐怖的呼叫声，无论在做什么的人，都会迅速地逃跑，这种逃跑就是对前面所做事物的终止。当一个司机开车前行时遇到一个人猛然跑过车前会立即紧急刹车。常抽烟的人一进公众场合看到禁止抽烟警示标志，即使烟瘾犯了，也不敢违反。这些就是生物钟的功能在起作用。禁止功能受大脑中的终止中枢指挥。如果没有禁止作用，一个人就会永不停止做某事。如果睡眠中的人没有这种终止，就会长期睡下去，成为植物人。因此，产生植物人的原因与禁止功能的失控有关。

禁止功能使得人们懂得规矩方圆，人人知道进退，自觉地规范自己的行动，不越雷池一步，社会有条不紊地发展。要开车的司机不敢随便饮酒，当司机开车遇到红灯时会自动停下来；爱贪小便宜的人进商场也不敢公开拿走货架上的商品；爱喧哗的人进入公众聚集场所不会大声喧闹。

生物钟的禁止功能给人们的内心深处建起了一堵高墙，法纪面前大多数人不愿冒险去撞这堵墙。面对低俗文化的侵扰，推销低劣商品的广告宣传，人们需要加强学习增加鉴别能力才能建起这堵墙。如果人人都自觉地学习，低俗文化就失去了表演机会，"那个叫喊得最凶的和发誓发得最厉害的人，正是希望把最坏的货物推销出去的人"就成了徒劳无功的叫喊。

生物钟的禁止功能要求人们自觉地摒弃各种不良习惯，该睡眠的时间，所有正在做的事都应该放下来，让思想放空；该起床决不贪睡恋床；远离垃圾食品，拒绝"美色""美味"。那么，心中建起的这堵墙就成了支撑身体健康的墙。良好的习惯延续下来，心中这堵墙的墙体便会越来越坚实，才能做到"任凭风浪起，稳坐钓鱼台"，抵御住各种外来因素的诱惑。

（3）"黑白颠倒"或部分"黑白颠倒"者如何守常。

《论语·公冶长》曰："宰予昼寝，子曰：'朽木不可雕也，粪土之墙不可圬也。'"（其文意为：宰予大白天睡觉，孔子说："腐烂的木头不可以雕刻啊，用脏土垒砌的墙面也不堪涂抹！"）学生白天在课堂上睡觉，任何老师都会反感，所以，做事严格的孔子抛出了这样的话。

生物钟有维持状态功能，指人们在做某一事时，能够使人保持一直做下去的动力。如上班的人每天上 8 个小时，就是生物钟维持状态功能的结果。这种维持可以是连续的维持，也可以是断续的维持。古代的私塾或书院的课程安排不像现代课程安排每节 45 分钟，没有室外放松时间，维持状态功能不好者会有打瞌睡现象，甚至像宰予这样优秀的学生都在课堂上埋头大睡，对老师的批评却浑然不知。即使现代课间安排学科，也有学生出现打瞌睡现象。学生打瞌睡是维持功能需要连续时却中断了，打瞌睡或短睡后还能继续上课，这便是断续现象。

人的体型、外貌千差万别，身体状况各有不同，有的人能维持白天工作和学习状态。有的人出现断续，这还属正常现象。"昼寝"的宰予也非"朽木"和"粪土之墙"。《史记》记载，宰予后来做了临淄大夫，是春秋时期著名的外交家。宰予死后，被排入"孔门十哲"之列，唐、宋、明代都对他进行过追封。

有一部分人夜间工作，白天睡眠，与一般人比完全"黑白颠倒"，夜间维持状态远较白天困难。从古到今，一直有人"黑白颠倒"地工作，但古代除打更的更夫，值夜班的守卫外，需要上夜班的人较少，而现代许多工作需要上夜班的人完成，如工厂、矿山、医院需要一部分人夜间上班，边疆及重要的部门或设备，需要值夜守护；还有一些人如酒店服务、餐饮加工人员很晚休息，早上需要很早起床，属部分"黑白颠倒"者。夜间照明再好也与白天有区别。如在夜间开车的司机需要比白天用更大的专注度以维持精神状态，长期形成的"昼作夜息"习惯难以适应，对心理和身体健康都会产生影响。"黑白颠倒"对某特定人群已习以为常,对其健康的影响仍然存在。夜班人员虽然辛苦,但会定时轮换,有一定周期性。有些不定时"黑白颠倒"者,如国际航班的飞机驾驶员、乘务员和空中警卫人员的工作,对健康影响更大。长期"黑白颠倒"者由于较长时间不能接受阳光,容易造成机体内分泌失调,引起身体和情绪上的不适。

如何降低"黑白颠倒"及部分"黑白颠倒"者对健康的影响,有关卫生机构及主管部门已采取了多项措施,除定期轮换和增加夜班费外,给集体夜班人员提供安静及与夜色相近的环境,尽可能地安排合理的调换周期,为夜班人员提供小睡时间。

自身的调节非常关键。松果体是人体的"生物钟"的调控中心,褪黑素又称松果体素,其分泌受光照和黑暗的调节。昼夜周期中光照与黑暗的周期性交替会引起褪黑素的分泌量,相应地出现昼夜周期性的变化。白昼时褪黑素在血浆中的浓度降低,夜晚升高。如果长期"黑白颠倒",生物钟的记忆功能将会发挥作用,对身体的生理机能做出相应的调整,褪黑素的分泌随之会出现相应的改变。黑暗环境中也会促进褪黑素的分泌,故"黑白颠倒"者应尽量把睡眠地点光线调暗。

此外,"黑白颠倒"的饮食十分重要。为使一天的热能分配合理,防止过饥或过饱,需要合理安排就餐时间及每餐膳食热量占全天膳食总热量的百分比。晚餐作为主餐,占膳食总热量的 30% ~ 50%;中餐午后 3 时为宜,热量可以占膳食总量的 20% 左右;下班后的早餐热量一般可占膳食总热量的 20% 左右,要适当地增加饮水,有条件者工作时可补充水果、牛奶及干果类。

食物中可增加鱼、肉、牛奶、鸡蛋,这些食物中富有优质动物性蛋白质,而且这些优质动物性蛋白质含有人体必需的 8 种氨基酸,能较好地补充人体所需要的能量。多食水果、蔬菜,可补充各种维生素,其中,维生素 B 有保肝、促进代谢、抵抗不良情绪、助消化作用。维生素 C 有较好的抗氧化作用。上夜班人员容易视力疲劳,维生素 A 参与调节视网膜感光物质——视紫质的合成,能提高人体对昏暗光线的适应能力。

总之，"黑白颠倒"或部分"黑白颠倒"工作者是社会分工的需要，要把这种"起居反常"现象调节为"相对正常"状态，必须做好心理调节、环境调节、饮食调节3个方面。

（4）适时"反常"举动是为了更好地守常。

"起居有常"是正常无病的特点，临产孕妇及有些疾病进"反常"状态像"宰予昼寝"样，是有效治疗疾病或辅助治疗疾病的方法。这些反常的做法是为了更好地守常。

《达生篇》要求临产孕妇要"睡、忍痛、慢临盆"，其中，"睡"被列为产前护理三大原则之首，孕妇产前的"睡"有着十分重要的意义。孕妇临产前保证充足的睡眠，可保养精神，以蓄养分娩过程中的精力和体力。充足的睡眠可使产妇以泰然的心境面临分娩，消除产前紧张情绪和痛苦。

笔者在《北京日报》上发表的《睡眠感冒患者的良药》一文是论述夜睡加"昼寝"治疗疾病的专篇，被《人民日报》《工人日报》等十几家报纸、杂志先后转载。原文如下：

充足的睡眠可以清醒头脑，消除疲劳，提高工作效率，这已广为人知。最近，医学研究表明，除上所述，睡眠还有不可忽视的治疗疾病作用。

美国哈佛大学医学院的学者研究发现，人在睡眠时体内的微生物可制造一种叫细胞壁的物质，这种细胞壁既可促进睡眠，也有增强免疫力的作用。当睡眠减少时，体内的细胞壁就会生成减少，机体抵抗力则会下降，受病毒、细菌及其他致病因素的影响，就会诱发疾病，感冒即是这类疾病之一。体力劳动或脑力劳动过度是本病的诱发条件。

感冒常见的症状是发烧、怕冷，发烧是机体抵抗细菌或病毒的防御性反应，发烧也有促进体内细胞壁增多的作用。发烧时体内的细胞壁增加，使睡眠量增加，而睡眠的增多，又会使体内的细胞壁继续增加，人体的免疫力则会不断增强。所以，睡眠虽不是服用药物，但实际起到了与服药同样的治疗疾病的作用。服用药物配合睡眠则能起到更好的治疗作用，对许多疾病均适合应用，感冒患者尤为适宜。

感冒患者的发烧症状虽然可促进体内微生物产生细胞壁，但是若没有充足的睡眠，发烧时体内散发热量增多，发烧时的出汗症状又容易使身体受凉，有加重感冒的作用，即使服药也很难达到治疗效果，充足的睡眠显得更为重要。

中医学认为，感冒是由于正气不足、受寒、饮食生冷等外界病邪侵入所致，发烧的主要机理是人体的营和卫不相协调，睡眠则能起到协调营卫的作用。睡眠时还避免了形体、面部受凉的影响，其机理和现代医学有着一致性。

故感冒患者应多睡，如果感冒后既能保证充足的睡眠，又能服用充足的热饮，一般来说，都能较快地康复。

人在患有疾病时不但要保持夜间正常的早睡，还要晚起增加白天的睡眠时间。文中提道："睡眠对许多疾病均适合应用。"某些"狂躁症"患者，精力旺盛、活动明显增多。《黄帝内经·素问》中的《阳明脉解篇》记述了狂躁症严重时的表现："病甚则弃衣而走，登高而歌，或至不食数日，逾垣上屋，所上之处，皆非其素所能也。"（其文意为：有的患者病情严重的时候，脱掉衣服乱跑，登上高处任意歌唱，有的患者数日不饮食，却能越墙上屋，而所到之处，都是他平时所不能上去的地方，生病之后反而能够轻而易举地上去。）这些病人夜里、白天均不睡，治疗的方法之一就是让病人白天、晚上均要睡。

婴幼儿要增加睡眠时间，白天也要睡眠，因为在睡眠中婴儿生长激素增加，是生长发育的需要。新生儿大部分时间都在睡觉，一天累计的睡眠时间为 18 ～ 22 小时；2 ～ 5 个月的婴儿睡眠时间为 15 ～ 18 个小时；6 ～ 12 个月的时睡眠时间为 14 ～ 16 个小时。

总之，白天是活动的时间，以反常的方法让该活动的时间一部分变成睡眠以增加总的睡眠时间。而嗜睡患者则是让他们白天少睡。

（四）不妄作劳

不妄作劳指没有节制地消耗体力、精力的劳动。"作劳"又可细分为"劳力""劳心""劳房" 3 类，统称为"三劳"。三者引起的病变机理虽然各不相同，但都以为"作劳"致伤、致病、致死。"三劳"过度造成的"劳倦"能致病甚至致死。

1. 不妄作劳——力的行动

中华人民共和国成立前，体力劳动是获得生活资料的主要来源，由于生产条件落后，付出多、收效低，劳作致病现象较为普遍。进入现代社会，机械、电器化逐渐代替了人力，劳伤现象已成为历史。但一些特殊的行业如从事竞技运动者，劳伤现象仍时常发生。随着社会的进步，训练方法的改进，体育训练中的劳伤现象也日趋减少。

随着城市居民疾病的增多，人们越来越多地认识到体育锻炼的好处，喜爱锻炼身体的人多起来。这些非从事竞技运动的人因为缺乏科学知识、锻炼方法不当造成的锻炼损伤现象时常发生。有些慢性心脑血管疾病患者因为缺乏科学锻炼知识，刻意追求锻炼量，导致其他疾病发生，甚至猝死在锻炼过程中。

老年人锻炼尤当注意不可过量，以不疲劳为度。《类经》载："苦者忧老，多伤心肺之阳。"如果老年人过度强调锻炼，盲目追求运动量的不断加大，造成心、肺功能长期超负荷，容易引发猝死。

2. 不妄作劳——心的行动

劳心，指动脑筋、费心思。《孟子·滕文公章句上》曰："或劳心，或劳力；劳心者治人，劳力者治于人。"劳心又指忧心，心理上有压力，精神上疲惫。《诗·齐风·甫田》曰："无思远人，劳心忉忉。"（其文意为：没有思念远去的人，只是劳累心忧愁。）"劳心"在现代多指从事学习的学生和脑力工作者。一般的"劳心"思虑最容易损伤脾胃功能，导致茶饭不思。脾胃为气血生化的源泉，生化气血的源泉供应匮乏，此即中医常讲的"思虑伤脾""暗耗阴血""久视伤血"，也是指过于专注之意。

遇到难题时需要冥思苦想，在难题想不明白或对失去的亲人、好友思念时会形成忧思，正如《养生论》所曰："曾子衔哀，七日不饥。"（其文意为：曾子由于亲人去世心情极度悲伤，七天不吃东西也不感到饥饿。）深度忧思不但会造成严重的消化系统疾病，还会继发其他多种病变。《黄帝内经·素问》中的《阳明阴阳别论》篇载："二阳之病发心脾，有不得隐曲，女子不月。"（其文意为：阳明胃经经病及腑，胃肠先发病，进一步影响心脾，病人往往有难以告人的隐情。如果是女子便会月经不调，甚至经闭。）

各年龄段人均不宜妄做劳心的活动。现代的父母望子成龙、成凤心切，老师为了提高升学率，不能根据学生承受情况，给他（她）们过度的压力。结果是提升了成绩，累垮了身体，导致青少年中各类疾病增多，精神疾病所占比例增加。

青少年过度劳心，修复能力尚强，进入老年期要清醒地认识自身现状，已经"打水的回头，过井（景）了"，到了颐养天年的时候，应少劳心，不能过度劳心。过度劳心可使心脏冠状动脉处于持续痉挛状，引起冠状动脉缺血、心脏因供血不足、心脏排血量降低、心律失常、心室颤动并引起心率不稳定而致循环停止，导致猝死。对患老年冠心病人的调查和研究发现，过度"劳心"是主要诱发因素之一。此外，高血压在紧张的脑力劳动下突发脑出血也是致残、致死的重要因素。因此，老年人应保证充分的休息和充足的睡眠，时刻注意精神内守，以恬淡养其心，虚无全其神，闲情逸致多些。

3. 不妄作劳——房的行动

《孟子·告子上》曰："食色，性也。"（其文意为：食欲和色欲，这是本性带来的。）食欲与色欲为动物的基本需求。性生活为成年后生活内容的一部分，正常有节制的性生活，对健康有益。调查研究表明，完全断绝性生活的和尚和修女，反而对健康不利。但过度而不加节制，则对身体造成伤害，汉·枚乘《七发》曰："皓齿蛾眉，命曰伐性之斧。"（其文意为：贪恋女色、沉溺情欲，就是摧残性命的利斧。）

关于节制性生活，《格致余论·阳有余阴不足论》提出了具体的方法："古人谓不见所欲，使心不乱。夫以温柔之盛于体，声音之盛于耳，颜色之盛于目，馨香之盛于鼻，谁是铁汉，心不为之动也？善摄生者，于此五个月出居于外。苟值一月之虚，亦宜暂远帷幕，各自珍重，保全天和。"

妄事"劳房"对青壮年有伤害，对老年人身体伤害更大，是老年人的健康大敌。因为进入一定的年龄段后，性腺内分泌逐渐衰退，性能力慢慢减弱，不宜勉强劳房。如果老年人认识不清自己的年龄时期，权衡自己体质，迷惑于女色而劳房，不甘落伍，勉强行事，则直伐肾水，折其真元，出现腰膝酸软、乏力、精神萎靡，日久则齿坠发脱。《千金要方·房中补益》强调从中年即要节制房事："人生四十已下，多有放恣；四十已上，即顿觉气力一时衰退。衰退既至，众病蜂起，久而不治，遂至不救。所以彭祖曰：'以人疗人，真得其真。'故年至四十，须识房中之术。"故养生切记不可过度劳房。

三、半百而衰的警示

本段主要论述不善养生者导致半百而衰的几种主要原因，除这些原因外，加上战争、疫病、天灾、殉葬、劳役等各种外部因素，导致人的寿命更短。

1. 中国从远古到民国人均寿命大都不足半百

有学者根据古尸骨和历史资料推测，统计出了各个时代人均寿命数据，中国从远古到民国人均寿命很少超过 50 岁，大都符合不足"半百而衰"的特点。

新石器时代：男，31 岁；女，35 岁。

夏、商、西周、春秋、战国至公元前 221 年：此段被称为先秦时期，虽然医学发展很快，但因战争和殉葬制度，男，35 岁；女，39 岁。

秦汉（公元 221 年三国）时期：因人民生活趋于安定，物质生活丰富，医学进一步发展，男，49 岁；女，52 岁。

三国、两晋、南北朝时期：因战争频发，人民生活水平下降，医学技术退步，男，39 岁；女，46 岁。

隋唐五代：人们生活水平有所改善，人们的营养状况、社会安定度均不及汉代，男，43 岁；女，47 岁。

宋金时期：社会总体安定，人口增长较快，北方男，41 岁；女，45 岁，通古斯人血统开始进入北方汉族。

元代：社会生产力破坏巨大，文化普及受阻，北方所受破坏更甚于南方，北方男，36 岁；女，42 岁。

明代：社会安定，经济文化恢复较快，人口迅猛增长，男，46 岁；女，51 岁。宋金、明、清，南方男女寿命稍长一些。

清代：男，31 岁；女，33 岁。清前期（1840 年之前），人口剧增，社会动荡，清后期中国遭受空前灾难，内外交困，鸦片肆虐，人的平均寿命较清前期下降明显。

美国学者哈里·塞弗特（Harry E.Seifert）于 1933 年对我国 100多个县，共 38256 户农家的调查资料统计，我国人均寿命 35 岁。1935 年，学者薛仲三利用南京居民的生命统计资料分析，南京市的人均寿命，男性为 39.80 岁，女性为 38.22 岁。广西自 1937—1938 年，男性寿命为 41.18 岁，女性为 43.30 岁。1940 年，广西男性平均寿命为 41.48 岁，女性为 42.66 岁。1940—1944 年云南呈贡县（现呈贡区）的人口统计人均寿命，男性为 32.8 岁，女性为 34.2 岁。综合 4 份资料分析，民国时期中国人的平均寿命不足 40 岁。

根据野史资料分析，史前时期至秦朝时期，有"瓦罐坟""花甲葬""六十还仓"的传闻。"瓦罐坟"据传是史前游牧部落迁移时的风俗。孝子要把年满 60 岁的父亲或母亲安置在村外预先建好的瓦罐坟中，每天送一次饭并加上一块砖，待 360 天后用砖把坟的窗口堵死了，就算安葬了父亲或母亲。"花甲葬""六十还仓"指老人过 60 岁不死就活埋的政策。

以上这些信息的可信度虽然还值得进一步的研究和探讨，但从侧面说明了历代人群平均寿命非常低下，60岁以上的老人凤毛麟角。

2. 许多皇帝寿命不及半百

自称"天子"的皇帝是位于社会的最顶层，是生活条件最优越的人。历史资料详细记录着部分皇帝的生卒时间，历史资料显示，他们的寿命超过50岁的比较少见。有史可查，在有生卒年岁的200多位皇帝中，他们的平均寿命不到40岁，达60岁以上高寿者只有30多位。

历史年代久远者暂且不论，仅就近代的明清时期而言。明代十六帝，除惠宗皇帝朱允炆死因不详，最后一代皇帝思宗朱由检自缢于煤山（景山）的歪脖子树上外，只有4位超过50岁的皇帝，分别是太祖朱元璋71岁，成祖朱棣65岁，世宗朱厚熜60岁，神宗朱翊钧58岁，所占比例不足1/3。其余依寿命、年岁从大到小排列：仁宗朱高炽48岁，宪宗朱见深41岁，光宗朱常洛39岁，宣宗朱瞻基38岁，英宗朱祁镇38岁，孝宗朱祐樘36岁，穆宗朱载垕36岁，武宗朱厚照31岁，代宗朱祁钰30岁，熹宗朱由校23岁。

清代十二帝，太祖努尔哈赤67岁，太宗皇太极52岁，世祖福临24岁，圣祖玄烨68岁，世宗胤禛57岁，高宗弘历89岁，仁宗颙琰61岁，宣宗旻宁69岁，文宗奕詝31岁，穆宗载淳19岁，德宗载湉38岁，末代皇帝溥仪61岁。清朝皇帝寿命超过50岁以上所占比例较大，平均寿命也超过了50岁，是因为战乱较少，国家相对稳定，特别是清朝中期两种因素更少，优越的条件得到了充分利用。而衣食无着的底层人和生命保障最低的地区人均寿命不足30岁，只达到半百的半数。

3. "殿处鼎食之家，重貂累蓐之门"养生观说

本段论述的范围，专指"殿处鼎食之家，重貂累蓐之门"（其文意为：住着华丽的房屋，吃着用鼎烹制的美食，穿着多层厚貂皮衣服，铺盖着数条被褥的人家）富贵阶层。现代我国大部分人生活水准已与旧时代的富贵阶层接近或等同，改革开放带来的"红利"正越来越多地惠及千家万户，因享用现代文明的成果较多，有些方面大大超过了古代

一般的富贵人家，甚至皇帝也不能享受此生活。

酒肉在穷苦人家生活中是奢侈品，"朱门酒肉臭，路有冻死骨"是新中国成立之前贫富间的真实写照。直到 20 世纪 80 年代，我国在农村生活的人逢年过节才可能吃顿酒肉饭食。有一段令人啼笑皆非的现代小学生的回话证明了部分家长和学校教育的缺失，造成了认知的差异。"困难时期，吃不上饭，为什么不吃点肉哇？"他们哪里知道，灾区几乎每个家庭都四壁空空，见不到粮米，树叶吃尽，树皮剥光，野菜挖得连嫩芽都难以发现，甚至人人厌恶的老鼠、蛆虫也被人抢吃精光。

古代富贵人家与贫穷人家所患疾病也有明显差异，穷困潦倒，挣扎在死亡线上的贫穷人家因饥饿而患营养不良性疾病的概率较高，早夭较富贵人家明显为多。50 岁是那个时代大多数穷苦人不敢有的奢望，饥寒交迫是早夭的直接因素。富贵人家过着骄奢、淫逸的生活，所患疾病如皇甫谧的中风、司马相如的消渴（与现代人"三高症"相似），穷苦人家大都难以达到这些疾病多发年龄，寿命就已经终止。富贵人家既有着优越的物质条件，大的疫病流行时防护疾病的措施也较穷苦人家有明显优势。曹植的《说疫气》记载"阴阳失位,寒暑错时"的疫病到来时患病的"悉被褐茹藿之子，荆室蓬户之人"（其文意为：全都是穿的粗布衣服，吃的粗粮淡饭，用荆条做房子，以蓬草编门的人），富贵之家患病的人却很少。

饱暖思淫欲，花天酒地是富贵人家的生活常态。啼饥号寒的穷苦之家想得最多的是，怎么穿上遮身、保暖的衣服，怎么避免饥饿。他们不敢思淫欲，更没淫欲的条件，而锦衣玉食，整天无所事事的富贵人家不但有精力思淫欲，一夫多妻制的时代，也有淫欲的条件。只要自己喜欢，即使八十多岁的老人也可迎娶妙龄少女为婚，苏轼为画家张先作的诗"十八新娘八十郎，苍苍白发对红妆。鸳鸯被里成双夜，一树梨花压海棠"写的是有代表性的真实现象。

现代中国人的物质生活中，肉、蛋、奶、果已进入平常人家的餐桌，饮酒也较为普遍。外边的世界很精彩，各种诱惑形形色色，酒、食、色的诱惑挡不住时，健康的身体就会垮下来。故《黄帝内经·上古天真论》对富贵阶层的养生观，指导现代人养生有着重要的现实意义。

4.节欲戒酒，益肾延寿，纵欲酗酒，伤肾减寿

（1）酒是药和提升兴致的饮品。

人们发明制作酒开始时是专门为治疗疾病而用。《黄帝内经·素问》中的《汤液醪醴论》篇曰："自古圣人之作汤液醪醴者，以为备耳！夫上古作汤液，故为而弗服也。中古之世，道德稍衰，邪气时至，服之万全。"（其文意为：古代有养生知识的人做好的汤液和醪醴，储藏起来以备疾病时使用。因为上古之时，人们很少患疾病，所以制成汤液放在那里不用。中古时代，人们对养生的认识减弱，人们的身体不如上古时强健，外界邪气时常能乘虚伤人，但只要服些汤液醪醴，病就好了。）

后来人们发现酒可作为助兴的饮料，因为酒壮人胆，几杯酒下肚，面红耳热，有些平时难以启齿的话，可尽情倾吐，将士出征前常以酒壮行。酒还可激发某些人的想象力，"李白斗酒诗百篇"特意为劝酒写出了名篇《将进酒》。酒也是招待客人的必备饮品，有酒有菜，主宾欢快。杜甫在穷困潦倒时还用酒招待客人，"舍南舍北皆春水，但见群鸥日日来。花径不曾缘客扫，蓬门今始为君开。盘飧市远无兼味，樽酒家贫只旧醅。肯与邻翁相对饮，隔篱呼取尽馀杯。"记下了当时的情景。

（2）养生必须节酒或忌酒。

几千年前，先辈们已反复告诫人们，酒不可多饮。《吕氏春秋·尽数篇》曰："凡食无强厚味，无以烈味重酒。"《千金要方》载："勿使酒脂入肠""勿饮浊酒""又饮酒不欲使多，多则速吐之为佳，勿令至醉，即终身百病不除。久饮酒者，腐烂肠胃，渍髓蒸筋，伤神损寿。醉不可以当风向阳，令人发强……"《千金翼方》载："一日之忌者，暮无大醉……夜醉损一月之寿。……"《老老恒言》载："烧酒纯阳，消泺真阴，当戒！"《真西山先生卫生歌》载："饮酒莫教饮大醉，大醉伤

神损心志。酒渴饮水并吃茶，腰脚自兹成重坠。"《养生要诀》载："饮酒一斛，不如饱食一粥。"《琐碎录》载："酒多血气皆乱。"《红炉点雪》载："盖酒之为性，慓悍升浮，气必随之，痰郁于上，溺涩于下，渴必恣饮寒凉，其热内郁，肺气大伤，轻者咳嗽鼽喘，重则肺痿痨瘵……人饮多则体蔽神昏，其毒可知矣。且曲中以诸毒药助其势，岂不伤冲和，损营卫，耗精神，竭天癸而夭人寿耶。"《罗氏会约医镜》载："过饮则伤神耗血，损胃烁金（指肺），发怒纵欲，生湿热痰嗽，且成痰膈，助火乱兴，诸病萌焉。""盖酒之味甘，其引人嗜也，日夜无度，而不知害人也，有甚于砒霜者矣。酖醉日久，病变百出，或湿邪伤脾，痰膈呕吐；或肌肉鼓胀，肠风泻痢，或耽湎不知，水淹跌伤，斗殴伤生者，不知其几何人矣！"

现代医学证明了以上古人的论点，人们越来越清醒地认识到饮酒的副作用。饮酒过量或者暴饮而醉，会对人脑带来很大的危害。酒的特征是能兴奋神经，所以刚刚喝酒时，往往显得比较兴奋，但喝得多了，酒精便发挥麻醉力，使人说话失去控制，动作迟缓、失调。饮酒会产生酒依赖，酒依赖是一种饮酒后的常见病。严重的酒依赖会出现与吸毒者相似的症状，如缺酒时候浑身哆嗦、脾气暴躁、萎靡不振、思想无法集中，严重者将会出现营养不良、消瘦、无力、肝硬化、腹水、食道静脉曲张等。

据实验研究，当每毫升血中酒精浓度为 20 毫克时，可出现头胀、愉快而健谈；40 毫克时，行动稍迟缓，手微震颤，精神振作，常自言自语，步履蹒跚；120 ～ 160 毫克时，常嗜睡，呈酩酊状态；200 ～ 400 毫克时，则意识朦胧，言语含糊，大多呈僵木状态；若达 400 ～ 500 毫克时，就会因酒精麻痹呼吸、循环中枢，使心搏呼吸停止而死亡，这就是所谓急性酒精中毒。有人说，"任何类的酒对身体无益"这话片面，因为"酒者熟谷之液也"，酒除酒精，还含有少量微量元素和脂类。酒可作助溶剂提取药物内服或外用，不像国外引进的咖啡、饮料有那么多副作用。但酒精对脏腑和大脑的损害很大，酿制白酒的过程中，还会产生一些杂醇油、甲醇、醛、铅和氰化物等损害人体健康的有害、有毒物质，饮酒致病、致死者相当普遍，故这种强调并非过分。

（3）酒后房劳，损害叠加。

中医学认为，肾为先天之本，肾常不足，一生都需要经常补益，故养生家反复强调保元守真。青壮年亏损，中年后更需要认真调养。明代医家张介宾提出了"中年修理，再振根基"的观点，提倡用熟地补肾。但"补不起来的先天"，如果恣意克伐，则会使本就不足的肾更显空虚。节欲是保养肾中精气的主要措施，精不外泄，相对为满，则归经于肝化为清血。"知持满""御神"者精足血旺，精神饱满，体力充沛，体健身强，抗病力强，病邪难以入侵，生命力强，寿命相应延长。

饮酒后，酒的毒素需要肝脏分解、肾脏排泄，对肝肾的伤害很大，"以酒为浆"的饮酒方式对肝肾损害更大。饮酒"劳房"，伤肾耗精，肾精虚空，精不养气，久之则真气乏竭。真气乏竭，下无火力，人的元动力不足，生命力不强，体弱而多病。精少不能不补充于血，则血不养神，精神萎靡。酒后房劳，对人体肾脏的损害叠加，促命减寿，纵酒劳房，损害更大，促命更甚。

古代贵族阶层空虚的心灵、优越的生活条件，使他们有玩乐的资本。"务快其心"的目的是使得他们"不知持满，不时御神"，"逆于生乐"采取各种方式玩乐。玩乐时不但以酒助兴，还以女优歌舞伴酒，玩乐的成瘾性使得"君王不早朝"。在酒的刺激下，兴趣大兴之时，也起了助性作用。酒后人的控制力减弱，醉酒后控制力更差，即使明白饮酒劳房伤肾、损精的道理，但有女色的诱惑，也会变得身不由己，即所谓"醉酒入房"。有优越物质条件的贵族阶层也知用补，特别是最高阶层的帝王，多少太医们殚精竭虑为他们进补，但出多入少，杯水车薪，无济于事。一次的纵酒、纵情，在身体内都会打上很深的烙印，长久难以修复。"以妄为常"这种生活常态持续日久，加之"起居无常""饮食无节"（起居无常必伴饮食无节），必然导致"半百而衰"。

第二部分
年皆度百岁，而动作不衰者的养生观

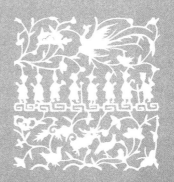

【原文】

夫上古圣人[1]之教下也，皆谓之虚邪贼风，避之有时，恬惔虚无，真气[2]从之，精神[3]内守，病安从来[4]。

是以志闲而少欲，心安而不惧，形劳而不倦，气从以顺，各从其欲，皆得所愿。

故美其食，任其服，乐其俗，高下不相慕，其民故曰朴。

是以嗜欲不能劳其目，淫邪不能惑其心，愚智贤不肖[5]，不惧于物，故合于道。所以能年皆度百岁，而动作不衰者，以其德全不危也。

【白话译文】

远古时期，深懂养生之道的人在教导普通人的时候总要说，对不正常的致病邪气等应及时避开，心态要保持安闲、清静，排除各种杂念和妄想，以使体内的真气顺畅，精与神都守持于内，这样疾病就不会发生。

如果能这样保持下去，就可以使心理安闲，很少产生欲望，情绪安定而不会焦虑，形体劳作而不产生疲倦感，体内的真气因而达到调顺，每个人都能随其所欲、所需而满足自己的愿望。

人无论吃什么样的食物都觉得甘美，随便穿什么样的衣服都感到满意。每个人都喜爱自己的风俗习惯，欢快地生活在一起。社会地位无论高低贵贱，都不相互倾慕，所以，这些人都可称得上朴实无华者。

因而，任何不正当的嗜好和欲望都不会引起他们关注，任何淫乱、邪僻的事物也都不能扰乱他们的心志。无论愚笨、聪明、能力大的，还是能力一般（小）的人，都不因外界事物的变化而不引起注意，所以符合养生之道。他们能够年龄超过百岁，而动作不显得衰老的原因，正是掌握了修身养性的正确方法，而使身体不被内、外邪气干扰、危害。

【名词解析】

「1」圣人

"圣人"一词最早指周公旦。周公一生的功绩被《尚书·大传》概括为："一年救乱，二年克殷，三年践奄，四年建侯卫，五年营成周，六年制礼乐，七年致政成王。"周公为周朝初期杰出的政治家、军事家、思想家、教育家，被尊为"元圣"和儒学先驱。

公元前841年，西周镐京民众因不满周厉王的暴政，自发集结，手持棍棒、农具，围攻王宫，要杀周厉王。周厉王带领亲信逃离镐京，沿渭水河岸，一直逃到今山西省霍州市，并于公元前828年病死于该地。因国内无君，周公和召公根据贵族们的推举，暂时代理政事，重要政务由六卿合议。这种政体，称为"共和"，史称"周召共和"或"共和行政"。唐代皇权认为民众以下犯上，周公和召公处理方式不当，周厉王时，周公、召公皆世袭而得，后代殃及祖先。唐代以后，"圣人"一词专指孔子。

"圣人"在本文指有知识、有道德的人，也特指养生境界极高的人。

「2」真气

真，会意字，与"幻"与"假"相对，本义为道家故存的本性。真气指从出生后体内就存在的真元之气，故又称真元之气，由先天之气和后天之气相结合而生成。真气是维持人体生命活动的最基本物质。人之所以有生命，全赖体内的真气。

「3」精神

精，指禀受于父母的生命与后天水谷精微相融合而形成的一种精华物质，是人体生命的本源，是构成人体和维持人体生命活动的基础。精与气相对而言，精属阴，为有形之物，藏寓于脏腑之中；气属阳而无形，运行于全身上下内外。

神，宗教指天地万物的创造者和统治者，迷信的人指神仙或能力，也指德行高超的人物死后的精灵。一般指意识活动的总称。

精、神合用，指生物体体内释放的暗能量，包括人的意识、思维活动和体力状况。

「4」病安从来

病，指疾病；安，疑问代词，作前置宾语。病安从来，意思是说，疾病从哪个地方来呢？

「5」不肖

肖，相似。不肖，不像，常指不正派；品行不好，没有出息。本文指不像。

【评析】

一、避邪养正，疾病不生或少生

外避邪气则病邪欲侵入人体无门户可进，内养正气则自我封闭疾病进入的门户，若两者均能做好，则不生或少生疾病。

（一）虚邪贼风解析

虚邪因虚而致邪气侵入人体，多指反时令的气候，即四时不正之气与正气不足产生的致病、邪气。如春季本该暖风频吹却寒气不退，冬天气候该冷反暖，或者过度寒冷。

《黄帝内经·灵枢》中的《百病始生》篇曰："风雨寒热不得虚，邪不能独伤人。卒然逢疾风暴雨而不病者，盖无虚，故邪不能独伤人。此必因虚邪之风，与其身形，两虚相得，乃客其形。两实相逢，众人肉坚。其中于虚邪也，因于天时，与其身形，参以虚实，大病乃成。"（其文意为：正常的风雨寒热，不与体内正气虚弱相结合，不能形成致病邪气，一般不会伤害人体而致病。突然遭遇到疾风骤雨而不生病者，是因为人正气不虚，故单独的邪气不能致病。凡疾病的发生，必然是身体虚弱，又受到邪气的侵袭，两虚相合，才能发生疾病。如果身体强壮，又遇到四时正常的气候，大多数人肌肉坚实不会生发疾病。所以说，凡是疾病的发生，决定于四时之气是否正常，以及身体是否虚弱，若正虚邪实，就会生发疾病。）

"风为百病之前长"，风也指各类外邪的泛称。贼风为伤害人的邪气。正常的季节更替性的变化则称为"实风"，"实风"不常致病，致病也较轻微。《灵枢·九宫八风》曰："风从其所居之乡来为实风，主生、长养万物。""实风"也叫正风，亦称正气。如春东风、夏南风、秋西风、冬北风等。《类经》则认为正风与实风不同："正风之来徐而和，故又曰正气。实风之来暴而烈。"这属个人的不同见解。

虚邪贼风连用按修辞法解释为复用，即虚邪与贼风同义复用。实际反时令气候易致疾病流行，发病范围较广，如现代常见的流感疾病。正常时令，冬应寒，夏应热，正气虚弱的人，也会感冒或中暑，故正气虚是关键。虚邪贼风应包括正风范畴，《黄帝内经·素问》中的《八正神明论》篇曰："正邪者，身形若用力，汗出，腠理开，逢虚风，其中人也微。"

《黄帝内经·素问》中的《阴阳应象大论》篇曰："天有四时五行，以生长收藏，以生寒暑燥湿风，人有五脏化五气，以生喜怒悲忧恐。"（其文意为：天有春、夏、秋、冬四时，加上长夏对应木、火、土、金、水五行，以利生长收藏，产生寒、暑、燥、湿、风5种气候变化。人有五脏，五脏化生出五气，产生喜、怒、悲、忧、恐不同的情志。）

寒、暑、燥、湿、风，正常运行称为气，反常运行则为致病的淫邪。五气皆可化火，后世加火合称为外感六淫，即"风、寒、暑、湿、燥、火"；五脏化生五志，后世将"思"和"惊"加入，忧和思并为脾所主志，惊与恐并为肾所主志，变五志为七志，七志反常时则为致病因素，成致病因素时称为内伤七情。六淫属虚邪贼风范畴，结合虚邪贼风字意及下文"恬惔虚无"分析，虚邪贼风不包括七情在内。虚邪贼风还应包括外伤、自然灾害、各种流行性疫病等因素。

总之，虚邪贼风一般指各种外来致病因素的统称。

（二）避虚邪贼风伤害是养护生命的举措之一

人出生后从婴儿的第一声啼哭就踏上了苦难的历程，难免会受到各种各样的伤害。故人们要"无厌于日"，不拒于难，主动经受酷暑饥寒，时刻牢记多进行艰苦锻炼。中风后行动不便者随处可见。感染天花之后，即使痊愈，面部留下的疤痕，一个个芝麻大小坑洞的麻子脸会与人相伴一生。2002年我国爆发的严重影响社会正常生活秩序的传染病非典型肺炎，使人患病。患病者虽经治愈，但部分人留下了肺纤维化、股骨头缺血性病变及坏死、髋关节滑膜炎等终身后遗症。

一般邪气致病危害性不大，而疫病却是人人谈之色变的恐怖性邪气，会造成大面积流行的灾难性疾病。《黄帝内经·素问》中的《刺法论》篇曰："余闻五疫之至，皆相染易，无问大小，病状相似。"曹植的《说疫气》载："建安二十二年，疠气流行，家家有僵尸之痛，室室有号泣之哀。或阖门而殪，或覆族而丧。"《诸病源候论》曰："人感乖戾之气而生病，则病气转相染易，乃至灭门。"《瘟疫论·杂气论》曰："缓者朝发夕死，急者顷刻而亡。"《伤寒论序》曰："余宗族素多，向余二百。建安纪年以来，犹未十稔，其死亡者，三分有二，伤寒十居其七。"张仲景所说的伤寒，限于当时认识，按当时年代推测，也应属疫病。

致病邪气和消除疾病的方法随着社会的快速发展而发展，也可能在一段时期内是此消彼长的过程，如人的健康水平提高，寿命延长。但有时也在同步增长，旧的矛盾解决了，新的矛盾又出现了，如非洲以埃博拉河流命名的病毒，具有10人感染，9人死亡的致命性。直至2016年才成功研制出对抗埃博拉病毒的免疫疫苗。欧洲中世纪鼠疫流行了300年，超过6000万人死亡，约占当时欧洲人口的2/3。当人们看到向神明祈祷没有作用时，反而推动了医学科技的发展，伴着文艺复兴，改变了人类的历史进程。

笔者在陇西就读硕士时，曾在一个病室陪伴因动物实验感染鼠疫的同室同学几个昼夜。2019年11月18日，人民网发布了《内蒙古42名与鼠疫患者密切接触者解除医学观察》的消息，此前在北京已确诊 2 例内蒙古鼠疫患者。霍乱疾病也时有散在发生……

虽然富贵人家染疫而死的发病者低于穷苦人家，但由于疫病的传染性极强，很多人也难免感染。史料记载，建安七子之一、为袁绍写讨曹操檄文、后又为曹操写讨东吴檄文的陈琳，因建安二十二年（217年）丁酉大疫爆发，染疾逝世。疫病流行时，躲避、隔离是自古以来一直沿用的方式。汉·阮瑀的《为曹公作书与孙权》曰："昔赤壁之役，遭离疫气，烧舡自还，以避恶地。""哈尔滨"地名的由来有"天鹅论"，满语"打鱼泡"或"晒渔网"及蒙语"平地"之说。笔者在新疆维吾尔自治区走访时，一位长者谈及新疆分化史时说，哈尔滨按维吾尔族语译为"火的城市"。人们对待疫病的方法古今相近或相同，都是以切断传染源与传播途径为主。

（三）扶助正气，减弱邪气伤害

疫病流行虽然可怕，但《黄帝内经·素问》中的《刺法论》篇曰："不相染者，正气存内，邪气可干，避其毒气。"同受病邪侵袭，体质差者患病概率远大于体质强者。常年吃糠咽菜、天天处在饥饿状态、营养极度不良的穷苦人抵御外邪入侵的能力明显不如富贵之人。曹植说疫病流行时，患病死亡者大都是穷苦之人，而富贵之家则"若是者鲜焉"！生活条件彻底改善的现代人，营养条件优越，防范疾病的措施有力，如果注意养生、增强体质更能减少各种病邪的侵袭。

前文所述，养生的总纲是"法于阴阳"，"和于术数、饮食有节、起居有常、不妄作劳"为四大分纲，锻炼身体则为其中的具体方法，各个年龄段都必须坚持锻炼，锻炼者和不坚持者体质的抗病力明显不一样。《养生论》对养生从点滴起步做了形象的描述："夫为稼於汤之世，偏有一溉之功者，虽终归燋烂，必一溉者后枯。然则一溉之益，固不可诬也。"（其文意为：在商汤时期的大旱年间种植的庄稼，有过单独一次灌溉的禾苗，虽然最终也要枯萎，但必然是有过一次灌溉的秧苗为最后枯萎。既然这样，那么，一次灌溉的益处本来就不可轻视啊！）

优胜劣汰是生物的进化法则，生物间相互制约保持着自然界的动态平衡。如草原上狼与羊和草的关系一样，狼多羊少时，则草原的草生长茂盛，利于羊的生长；羊多时则草连嫩芽也容易被吃光，不利于草的生长。狼群的增多提高了羊的奔跑能力，使羊的身体变得更加强壮。而羊的奔跑能力增加，进一步提高了狼的追逐能力。

斗士是在搏斗的过程中成长起来的，敌人的存在使自身变得逐渐强大，经历过多次战争的战士战争经验丰富，战斗力强。人的体质也与生物的生存法则一样，身体经常患点小病，免疫力得到提高，更能增强对大病的抵抗能力。

人们在日常生活中经常为自己的身体"树敌"。人为地"树立较弱的敌对对象"，即使免疫力不太强时也能轻易地消灭，借以提高身体对某些疾病的抵抗力。接种疫苗就是给人体自身"树敌"的方法，种牛痘即是中国最早发明的人体自身"树敌"方法。接种疫苗时所用的病原虽然已经灭活，但仍有部分活性，可调节身体的免疫系统，刺激身体产生对抗病原的抗体。接种过程中部分人会产生发热或其他不适症状，这与感冒时发热机理一样，是机体的免疫系统与"来犯之敌"战斗的反应。接种方法也能调动生物钟的记忆功能，在同类型的"强敌来犯"时，机体免疫系统马上行动起来，御"敌"于身体的门户外。人们在日常生活中不自觉地用过"物理接种法"。如人常用冲冷水澡预防感冒的方法是不用药物的"物理接种法"。小儿保健有一句口头禅"欲得小儿安，先得三分饥和寒"，饥和寒也是另一种形式的"物理接种法"。从事竞技运动者"冬练三九，夏练三伏"及练武者"内练一口气，外练筋骨皮"同样是增强体质，提高抗病力的物理接种法。

有些疾病还对另一类疾病有治疗作用。笔者做过近百例癌症病人的病史调查，被调查的癌症患者大都多年没患过一次感冒。这些调查数据被实验研究所证实，感冒病毒有较强的杀死癌细胞的作用。笔者以《感冒癌症的克星》为标题在《工人日报》上发表了专门论述该内容的文章。

"虚邪贼风避之有时"。《黄帝内经》成书于惜字如金的时代，句中用"有时"而非用"时时"，这两者意义截然不同，"有时"提示人们躲避虚邪贼风要有选择性。针对外避邪气中的致病因素，如瘟疫和天灾，人类只能加强防护措施。蒸桑拿、热沙浴、日光浴、冰水浴已成现代流行的养生健身方式。暴雨到来时连老母鸡都往窝内躲避，而"雨水浴"的"傻子们"却迎着风雨狂奔，呼喊出盖过暴风雨的强音"让暴风雨来得更猛烈吧"！

二、调养精神邪不由内生

（一）恬惔虚无解析

恬，形声字，从心，从舌。本义为放下其他一切事情，安心地感受滋味的甜美。惔，形声字，从心，从炎，本义为火烧。《毛传》曰："惔，燔也。"郑玄笺曰："皆忧心如火灼烂之矣。"通假字，与"淡"通，淡泊。

恬惔，指清闲、安静；虚无，指心中无任何杂念。佛教认为为世间诸物皆空，即虚无状态。张志聪在《黄帝内经·素问集注》中对恬惔、虚无的解释为："恬，安静也；惔，朴素也；虚无，不为物欲所弊也。"

"恬惔"和"虚无"是心境的两个境界，恬惔虽然清闲、安静，但还能感觉有物体存在，虚无则是完全空虚、无物的状态。四字合用，指心中清闲、安静得如世界上没有任何物品一样，心中处于极度安静状态，是心志修养的最高境界。

（二）志闲心安，病邪侵入的门户关闭一半

恬惔虚无对于养生的人而言，如群峰之巅，巍巍乎不可及也。晨钟暮鼓，整天对着青灯黄卷苦修嘴上喊着四大皆空的和尚，只是比普通人更接近虚无状态而已，达到完全虚无状态的人几乎不存在，这只是养生者心中的标杆。恬惔则是一般人均能做到的事。恬惔越接近虚无状态时，心境越安静。"志闲而少欲，心安而不惧，形劳而不倦"，一般人均能落实到日常生活的具体行动中。"志闲"与"恬惔"相近，"少欲"而非"无欲"，心态平和，忧虑、烦恼的事就会变少。社会上的

人不管劳力、劳心都要为生计奔忙，但劳动不能到疲倦的地步，经常保持恬惔虚无的状态就容易达到或接近"气从以顺，各从其欲，皆得所愿"的结果。"欲"和"愿"就是使邪气不得侵入，使人健康而少病。《庄子·刻意》篇曰："平易恬惔，则忧患不能入，邪气不能袭。"

《黄帝内经·素问》中的《移精变气论》篇对保持良好心境、防止病邪入侵作用做了较好的说明："往古人居禽兽之间，动作以避寒，阴居以避暑，内无眷慕之累，外无伸宦之形，此恬淡之世，邪不能深入也。"（其文意为：古时候的人们生活非常简单，在巢穴中居处，在禽兽之间追逐而生存。寒冷到来时，就利用活动祛除寒冷；暑热到来时，就到阴凉的地方避暑。在内没有眷恋、羡慕的情志牵挂，在外没有奔走求官的劳累形役，使自身处在一个安静淡薄、不谋势利、精神内守的意境里，邪气就不可能深入侵犯。）

《黄帝内经·素问》中的《生气通天论》篇则进一步强调："故风者，百病之始也。清静则肉腠闭拒，虽有大风苛毒，弗之能害，此因时之序也。"（其文意为：风是引起各种疾病的起始原因，只要人体保持情绪的安定和劳逸适度等养生的原则，那么，肌肉腠理就会密闭而有抗拒外邪的能力，虽有大风苛毒的浸染，也不能伤害，这正是循着时序的变化规律保养生气的结果。）

保持心态清静，顺应季节的变化规律能起到保养正气的作用，从而预防大风苛毒的侵袭。虽然有时这些措施仅能关闭病邪入侵门户的一部分，但关闭的这部分对防止疾病的发生、发病后阻止其他病邪的再次侵入及疾病的康复有着十分重要的意义。因此，患病时保持良好的心态，也有利于疾病的康复，防止并发症的发生。

有些疾病心理调理比其他方法更为有效。医生在治疗重病初发阶段时常常会提出警示的语言以引起病人的重视，而治疗危重疾病时常会说些"疾病慢慢会好的""你患的病不太严重"的话，这些美丽的谎言如冬日的一丝丝阳光和干涸时的滴滴甘露，对安抚病人的情绪起到了很大作用。精神支撑体魄，有时，良好的心态真能完全关闭病邪侵入的门户，或阻断病邪发展的道路，起到起死回生的神奇效果。危重病人精神极度脆弱，一句不恰当的话，甚至医护人员的表情语言使病人感受到精神压力时，如压垮骆驼的最后一根稻草。有人说，"癌症病人大部分是吓死的"，这话听起来有点夸张，但也从侧面说明心理调节的重要性。

针对内生的情志疾病，心理调理显得尤为重要，保持良好的心态可防止多种内生邪气的侵入。喜、怒、悲、忧、恐是人们正常的情绪反应，但反应过度都会成为致病因素。"千里长堤，溃于蚁穴"，即使是波动次数较少或轻微波动也会对身体造成伤害。《养生论》曰："而世常谓一怒不足以侵性，一哀不足以伤身，轻而肆之，是犹不识一溉之益，而望嘉谷於旱苗者也。"（其文意为：可是世上的人经常认为一次生气不足以伤害生命，一次悲哀也不足以伤害身体，小看并且轻率地放纵这些有害的情感。这就像不明白一次灌溉的益处，却期望枯干的旱苗长出好的庄稼一样。）不良情绪是隐形杀人钢刀。"要想疾病少，心态要良好"是人人皆知的道理，但做起来却很难，应防微杜渐，时时注意点滴。

《黄帝内经·素问》中的《刺法论》篇曰："正气存内，邪不可干。"志闲心安，病邪侵入的门户关闭一半，这一半有时能收到比药物和其他措施更大的效果。强烈的致病疫气来袭时，《黄帝内经·素问》《刺法论》强调"避其毒气"，及时避防，则可关闭邪气入侵门户的另外一半。病邪侵入的两扇门全部关闭，则"病安从来？"。

（三）心无所恃，随遇而安

心无所恃指心里没什么倚仗，对外界的权、利、食、色等事物都没有奢望。随遇而安指不管处于何种环境，人都能安心、自在地生活。这是本段调养精神的主要思想。

1.返璞归真与现代养生观的兼容性

（1）返璞归真是道家的主要理念。

返璞归真对人类的生活而言是由奢华的生活转变为原始状态或部

分原始状态。《道德经》主题思想为"道法自然"。返璞归真是道家的主要理念之一。老子主张国家对内"无为"而治，不生事扰民，对外和平共处，反对战争和暴力。修身原则坚持上德主静而不主动，思想"复归于婴儿"的最原始状态，这是因循自然的行为规范。《道德经》主要内容为：重生命，轻名利，持虚守静，戒除贪欲，宁心止行，悟道四达，自然无为，将自身与自然融为一体，最后归于道。

本文"美其食，任其服，乐其俗，高下不相慕，其民故曰朴"句，与老子《道德经》第八十章部分内容相似，有人认为本文的这句话出自《道德经》，其说尚待考证。

《道德经》曰："小国寡民，使有什伯之器而不用，使民重死而不远徙。虽有舟舆，无所乘之；虽有甲兵，无所陈之；使民复结绳而用之。甘其食，美其服，安其居，乐其俗。邻国相望，鸡犬之声相闻，民至老死不相往来。"（其文意为：使国家变小，使人民稀少，即使有各种各样的器具，却不使用；使人民重视死亡，而不向远方迁徙；虽然有船只车辆，却不必每次坐它；虽然有武器装备，却没有地方去布阵打仗；使人民再回复到远古结绳记事的自然状态中。国家治理得好极了，使人民吃得香甜，穿得漂亮，住得安适，生活得快乐。国与国之间互相望得见，鸡犬的叫声都可以听得见，但人民从生到死，也不互相往来。）

本文虽然与《道德经》文字相似，但意义不尽相同。《道德经》所论述的是国家无为而治，使民众处于安然自得的环境中。本文的意思是，无论国家的大环境怎样改变，自身要保持与世无争、处之若泰的心态。

（2）返璞归真的历史典型人物简析。

许由，是上古时期一位高尚清节之士。相传他曾做过尧帝的老师，尧帝要把君位让给他，他推辞不受，逃于箕山下，农耕而食；尧帝又请他做九州长官，许由不但不接受尧帝的请求，反认为他玷污了自己的耳朵，跑到颍水边上去洗耳朵，表示不愿听到这些世俗浊言。许由自幼农田躬耕，日出而作，日落而息，过着自耕自食的生活。夏天在树上筑巢而寝,冬天挖地窖居住。食山果、饮河涧流水,饮水不用器皿,手捧而饮。许由长年隐居深山密林之中,终身不为名利,死后葬于箕山之巅。

上古时期另一位返璞归真的代表人物是巢父。上古时期禽兽多而人民少,于是人民就在树上筑巢居住以避野兽。巢父自幼便筑巢而居,故人称巢父,"巢父无家累,缘枝自筑巢"说的就是这个意思。尧以天下让之,不受,隐居山东聊城,以放牧了此一生。

晋代的皇甫谧在《高士传》中记载:"尧又召为九州长,由不欲闻也,洗耳于颍水滨。时其友巢父牵犊欲饮之,见由洗耳,问其故。对曰:'尧欲召我为九州长,恶闻其声,是故洗耳。'巢父曰:'子若处高岸深谷,人道不通,谁能见之?子故浮游,欲闻求其名声,污吾犊口!'牵犊上流饮之。"巢父认为洗耳的水也是脏水,连牛都不能喝。至此,"洗耳不闻亡国音"成了千古佳话。

许由、巢父二人是古代返璞归真的典型代表,是真正的隐士。巢父本身就属"璞"的成分为多,后世把许由和巢父,并称为巢由或巢许,用以指代隐居不仕者。两人的归隐返璞与所处的时代有关,权与贵与平民的区别很小,民众的名利观相对淡漠。

中国最早返璞归真的隐士还有王倪、善卷、伯夷、叔齐、姜尚、介之推、段干木等。

东晋时期的陶渊明年轻时怀"大济于苍生"之志,但在国家濒临崩溃的动乱年月里,他的一腔抱负根本无法实现。加之他性格耿直,清明廉正,不愿卑躬屈膝地攀附权贵,和污浊黑暗的现实社会产生了尖锐的矛盾,与同僚们格格不入。

为了生存,陶渊明最初做过州里的小官,不久便辞职回家。后来,为了生活,他还陆续做过一些地位不高的官职,过着时隐时仕的生活。最后一次在朋友的劝说下,再次出任彭泽县令。因"不愿为了小小县令的五斗薪俸"向上级官员低声下气地献殷勤而辞官回家。此后,读书为文参加农业劳动各半。后来虽然农田受灾,房屋被烧,家境日趋恶化，却始终不愿再为官受禄。陶渊明隐居是对社会人事虚伪、黑暗的一种批判，但不是单纯地逃避现实或养生，也存在消极的一面。他在漫长的隐居生活中陷入饥寒交迫的困境时也彷徨和动摇过，但最终还是不为五斗米折腰，宁固穷终生也要坚守士人的清白节操。

南北朝时期孔稚珪在隐居钟山时，隐士周颙应诏出任海盐县令，欲路过北山时，认为他"学遁东鲁，习隐南郭，偶吹草堂，滥巾北岳。诱我松桂，欺我云壑。虽假容于江皋，乃缨情于好爵。"（其文意为：可是他偏学颜阖的遁世，仿效南郭的隐居，混在山上草堂里滥竽充数，住在北山中冒充隐士。哄诱我们山中的松桂，欺骗我们的云彩山崖，虽然在长江边假装隐居，心里却牵挂着高官厚禄。）并写出《北山移文》，不许周颙上山。

这些隐士原本属于社会底层的布衣，大都恢复原来从事的农田山间劳作生活，他们的返璞归真实际可称为"返璞归隐"，只有姜太公早年因为怀才不遇，不属真正的隐士，入仕后既帮助周武王消灭商朝，建立西周王朝，还将受封之齐国治理得国富民强。任何时代隐士的增多，一定程度上代表着没落。科技是推动社会发展的源动力，知识阶层人士的返璞归真是社会人才资源的巨大浪费，"请隐士"是明君治理国家的重要国策之一。人人都是社会的一分子，有才干也要有社会责任感，敢于担当，在"案牍之劳形"中寻求快乐，为国家建功立业时点燃激情，但知识阶层人士的返璞归真不值得提倡。姜太公在施展抱负、成功的快乐中激发起生命的活力，隐士们比姜太公寿命长者不多，这是另一种成功的养生方式。

（3）返璞归真是现代的一种养生方法。

知识阶层的返璞归真（隐）是一种倒退，生活中的返璞归真则是一种进步，是社会发展的需要，也是现代人的一种时尚养生方式。其原因如下。

①人类的生存环境日趋恶化。

工业革命以来，人们以各种各样的方式连续不断地攫取着上天赐予的丰富资源，进而使大气污染越来越严重，森林面积逐渐减少，饮用水质不断恶化，动物品种持续减少，自然资源过度消耗。具有吸热和隔热功能的二氧化碳和其他化学气体的过度排放，将地球像温室一样包裹起来，使热量无法向空间散发，地球渐渐变暖，人类赖以生存的地球环境变得越来越恶化。据推测，2050年地球温度将上升4摄氏度左右，极地冰川融化，海平面上升，一些岛国将会消失。地球变暖使病虫害加重，甚至冰封十几年的病毒解冰复活，人们呼吸清新的空气也要付出较大的代价，这是大自然对人类的无情鞭挞。

②人类生活从落后到先进的华丽转身产生了许多损害健康的副产品。

随着社会经济的快速发展，科学技术的进步，人类生活面貌的改变日新月异。机械、电器、电子产品逐渐使人类摆脱了繁重的劳动。物质生活的丰富，使人类从衣不遮体、食不果腹转变为华衣锦食，远超古代钟鸣鼎食之家的衣锦食肉水平。精神生活改变更大，从只有书本、戏曲到各种精神文化产品千姿百态，令人目不暇接。居住环境的改善使得夏季没有炎热，冬日温暖如春……连九泉之下的皇帝都会发出自愧不如的感叹，真该再多活几百年！但人类生活从落后到先进的这种华丽转身也给人类带来了许多不利因素。

对人类影响最直接的是衣、食、住、行方面。人们穿的衣服含化学成分的多了，床上铺盖、桌上桌布、擦桌椅布大部分由化纤类产品替代了，塑料袋是包装、盛物的必备用品。最需要用天然材料的内衣、内裤及女性贴身衣物大都也是化纤类产品。能保留一些旧家具的人一定是会被看成与时代格格不入的遗老或穿越时空的人。室内化学用品的增多，连飘起的粉尘都含化学原料，也成了过敏原，穿着的衣服直接对皮肤造成刺激，导致过敏及其他相关疾病的急剧增加。

和人类健康直接相关的是饮食，化肥、农药，各类催熟、增色激素的广泛应用，使食物的安全性在生长过程中已大打折扣。人们已经对垃圾食品有了一定认识，而味素、香精等调料已改变了大众的口味，原来用天然调料的健康加工食品方法被人遗弃了。塑料瓶装水在高温下能溶解部分塑料，这还不算可怕，人们常常为了方便，用塑料制品加热食物，人为地加速塑料毒素的析出。某些白酒因在制酒的过程用塑料制品盛装，塑化剂明显超标。更可怕的是，有些不法商家为了给果品饮料增稠，减少加入原果的比例，加入了严重超量的塑化剂。饮用含有咖啡因的饮料，直接的损害是导致钙吸收减少，骨密度降低。有一位在餐厅打工的青年，因为饮料免费，不想浪费这种福利，明明知道含咖啡因的饮料对健康不利，但认为自己年轻，几个月只喝这种饮料，直到骨折后检查骨密度如七八十岁老人，才明白不能多喝的道理。某些催熟、加色的果品卖相很好，甚至注入甜味剂，甜度也增加，假作真时真似假，真果的味和形不如那些半假的果。形色好而含毒副作用的食品之所以营销旺盛，是人们的认识观念出现了偏差，一些缺乏相关知识的人认为，喝饮料是上档次，显身份，喝白水显得"掉价"。某些买家对卖相好的水果情有独钟，有时走亲访友时相送也是面子的需要。

杜甫的"安得广厦千万间，大庇天下寒士俱欢颜"的良好愿望已变为现实。砖、石、水泥等原材料是否含放射元素尚且不论，但生活中的电流及各种磁波、电波时时刺激着人们脆弱的神经，使人焦虑不安，甚至失眠，严重者彻夜难安。人在未搬进新居前必有一番花样翻新的折腾，这已成了人们乔迁时的一道必然程序。片面追求视觉美者总要对将要居住的房间改头换面，不法商人对装修材料"零污染""污染短时间即可清除"的话常会轻易地麻痹爱"美"者的神经，那位"天天跟我练，每天五分钟"以生命为代价的人并没把人们唤醒。

从前"行"的主要方式是徒步，舟楫车马则是豪华的代步工具。现代小型汽车已进入千家万户，交通工具多种多样，从地面拓展到了天上。飞机和机动车辆的增多，尾气的过度排放成了空气中主要的污染源，导致城市雾霾天数明显增加，患呼吸道疾病的人逐渐增多，还容易诱发其他类疾病。

综上所述，要减少人类生活从落后到先进的华丽转身产生的许多损害健康的副产品，或者减弱它们对人类的伤害，必须先从观念上转变。

③部分的返璞归真是社会进步的表现。

返璞归真值得提倡，但现代文明是通过多代人的努力才收获的成果，任何人也不愿回到刀耕火种、茹毛饮血的时代。但部分的返璞归真，则是社会的一大进步。

"结庐在人境，而无车马喧。问君何能尔？心远地自偏。采菊东篱下，悠然见南山。山气日夕佳，飞鸟相与还。此中有真意，欲辨已忘言"的桃园般生活古今都是人们向往的。面朝黄土背朝天，长年在田间劳作的先辈们，挖井取水，推磨磨面，纺纱织布，自制农具衣服，体健身强。他们常年吃生冷食物，喝河流水或井水，却很少患胃肠疾病，有人说"连饭碗吃进肚里也能消化掉"。如果没有自然灾害和传染病流行，能达到自足且略有盈余者虽然辛苦却是快乐的。

先辈们勤劳的精神永远值得我们学习，部分或者阶段性地回归到这样的生活中，有利于治疗城市生活的富贵病。20世纪80年代，北京某重点大学的一对教师夫妻到北京远郊的密云深山中，开始了返璞归真的生活。他们如剥去外壳只剩果芯的坚果，完全裸露在大自然的怀抱，和天地山水融为一体。自己建房院落，开垦山地，除了家具和衣服外，大部分物品自己制作，既成了干农活的行家里手，又成了部分手工业制品的能工巧匠。所生产的农产品全部按原生态方法种植，生产过程中完全不使用农药、化肥、生长调节剂等化学物质，更不使用基因工程技术。饮用和洗涤的水是山泉，浇地的水是山泉和蓄积的雨水；自养家禽、家畜，农作物的肥料全部为无污染的禽畜粪便和农作物枝叶沤成的有机肥；猪采取圈养方式，羊则放养、圈养兼用，鸡全部放养；防治病虫害主要采用轮作、稀植和放养的家禽及青蛙、七星瓢虫等害虫天敌的方法。他们的全部智慧用在了农作物的生产上，自耕自用，自给自足，生产出来的粮食、蔬菜、水果、干果及食用禽、蛋、肉全部没有经过任何破坏和人为的改变，遵循自然生长规律，按季节、地区、水土、气候等一些自然因素自主生长，是真正的无污染、低能耗和高质量的有机食品。几十年过去后，他们那些许多挂着显赫头衔，有着闪光成就的同学或同事已经作古，而他们则是黝黑的脸庞，紫铜色的脊梁，粗壮的臂膀，满是老茧的手掌，身体如身边的大山一样强壮。

他们的所做按对社会的贡献而言，是一种浪费，但他们勇敢地开创了一种返璞归真的新模式，没给社会增添麻烦，是养生的典范。这种方式正被越来越多的人效法。在城市工作的人利用周末和节假日到郊外租片土地，进行辛勤的劳作，既陶冶情操、锻炼身体，又收获了安全的有机食品。一些城市中因缺乏劳动、过度安逸、饮食不节、起居无常所患的富贵病，需要部分地以返璞归真的方式治疗，让人们在汗流浃背中清洗血液中的杂质，燃烧掉体内多余的脂肪，在天然氧吧中接受大量负氧离子及阳光赐予的能量，收获健康和劳动成果。

一些思想意识淹没在物欲横流之中、精神压力过大、极度疲惫或处于空虚和迷茫状态者，需要到大自然中净化心灵，充实内心的虚空。

到深山居住和生活需要有决断的勇气，也需要时间，城市紧张的生活中也可部分地返璞归真。纵使腰缠万贯、广厦千间，真正享用的只有几间，保证睡眠的只要床大的一片地方，再好的房屋，不及街上的公园。居室不必追求宽大，装饰应求简单。从养生角度分析，居室房间太大可使阳气发散，房间小则容易裹挟阳气。复杂的装饰，既有材料污染，还有财力和精力的浪费。审美观念难求统一，一人认为之美，也许对他人是视觉污染，原装饰对坚持者来说日久也会厌烦。原样的建筑、水泥的墙和地面，朴素简单，最接近本原，对身体最为有益。随着观念的逐渐改变，也会认为最为美观。即使居室非装不可，也要尽量简约，简简单单才是真。简约并非单纯的简单，是要简化设计的元素、色彩、照明、原材料，注重色彩、材料的质感。

家常饭、粗布衣、原状房、旧家具日趋成为生活中的新时尚。笔者在《健康减肥小百科》一书中写到一个癌症患者的几个不良习惯：自己不加工食物而去餐馆就餐，不去郊游而去逛商场，不吃水果而吃冰棍，不喝开水而喝饮料，还有一个因素，新装修住房。日积月累，积重难返，终发绝症，且到死不悔。正如金元医家张从正所叹："世间如此妄人何其多也！"自己做饭，手脚、头脑都在锻炼，少油、少盐、少调味品，清淡而安全。除非如划粥割齑的范仲淹忙于攻读时，或像巨商大贾一样日理万机，即使上班族，也最好一天自己加工两餐饭。最好不喝饮料，除非不得不喝，可喜的是，大部分饮料已被列入垃圾食品之中。

现在的人大都已认识到棉丝制品的衣物对身体健康的影响，如果有其他原因，最低也应在贴身部分穿丝绵衣服、铺盖丝绵褥。上古时代生活必需品短缺，穿的衣服多为葛麻制品，不仅粗糙且磨损皮肤。孟子提倡多种桑养蚕解决方案，"五亩之宅，树之以桑，五十者可以衣帛矣！"老年人穿衣既要注重材质，也要注重松软、宽大。

宅在家里的人会越来越懒，还会宅出病灾。种地者人勤地不懒，养生者人勤病灾减。绿色出行也是返璞归真的主要内容。开车少一天，空气清新一点点。迈开脚步，走出健康的观念已深入人心。骑自行车出行能起到节约时间、环保、锻炼身体等作用。

综上所述，提倡部分的返璞归真，减少环境污染，提高人们的健康水平，是推动社会进步的表现。

2. 心无所恃与心有所恃

心无所恃，即心里没什么倚仗，对外界事物没有奢望。心有所恃，是要保持积极的进取心。

（1）积极的选择有益健康。

①养生要"有所为，有所不为"。

养生要恬惔虚无，但并非不要积极向上、进取，极力宣扬"虚无"的老子也主张"有所为而有所不为"。"志闲而少欲"，"少欲"是强调欲望少一点，摒弃有损健康或不切实际的欲望。"嗜欲不能劳其目，淫邪不能惑其心",其中的"目"和"心","劳"和"惑"皆为语法中实词避复。坚持工作但要"形劳而不倦"。愚、智、贤、不肖4种不同类型的人均要"不惧于物"。

②正确选择对养生至关重要。

人的一生面临无数项的选择。人在做事时大都希望简单,期望不费吹灰之力就能收获美好的结果。厌恶学习的孩子希望遇到任何问题都如"1 + 1 = 2"一样简单,甚至都嫌自己的名字笔画太多。一个李姓小女孩多次要求家长将自己的名字从三个字改成两个字,因为姓无法改,因此将名字改为"一",叫"李一"。但现实生活中遇到的任何问题的难度都大于"1 + 1",几拳打死老虎的事只有虚构的人物武松能做到。如果戏剧、电影、小说故事情节简单而缺少曲折,谁也不愿看,也没有市场。从小选择简单者不知"从来好事天生险,自古瓜果苦后甜"的道理,付出不够,产出也难,遇到的各种问题也多。身心健康会受到伤害,故养生要在幼儿阶段,多经历复杂和困难,解决问题的能力则会加强,生活中的快乐也多,才有利于身心健康。

爱因斯坦也会做出简单的选择,他说:"两块肥皂对我来说太复杂了!"他参加典礼时穿的礼服第2天便会半价卖掉。满脸胡须,蓬乱的头发是因事业占用了伟人的时间,使他无暇顾及其他。

人们的居住环境、工作、朋友、同事都可以选择,连季节也可以选择。选择后每个人都要尊重自己的选择。社会是一个有机的整体,每个人都是整体中的一员,各司其职,人人为我,我为人人,才能将社会融为一体,带动全社会良性发展。但选择范围的增多也带来了严重的负面效应。

现代"孟母"为了给自己的孩子创造好的条件,不是"断机杼"样警示、鼓励子女立志,而是学习外的事也不让子女做。这种方式培养出来的学生的身心健康会受到影响,有的孩子甚至连鸡蛋有外皮都不知道,有的成了"巨婴"。一个童话小说家让自己的孩子连学校门都没进过,自己教育培养,最后将孩子培养成了社会可用之材。高考时，有的学生因为临场发挥不好，连续几次参加考试，甚至有的连年分数递减。20世纪60年代有位学生，复读3年后以3门满分，其他门接近满分考入北京最好学校，毕业后用自己的话说是"学傻了"，不到退休年龄，生命便终止了。考试是综合能力的检验，爱因斯坦样的天才全世界只有一个。古代投笔从戎者有"乘长风破万里浪"的胆识和能力，能力不足者只能是"万骨枯"的一分子，作为"一将功成"的陪衬。"心比天高，命比纸薄"是说一部分人的选择期望值远大于自己的能力。"红颜"者能稍稍降格而屈尊就卑，面前的是海阔天空，整天醉心于为凤、为妃的梦想之中，必然会忧郁寡欢，终成薄命。

总之，正确的选择有益身心，错误的选择对身心和事业的发展均会造成不良影响。

③内心充实有利于养生。

选择正确的方向积极行动，使心有所恃是养生的需要。心中没有信仰，前进没有目标，生活没有喜好，百无聊赖反而不利于养生。即使和尚、道士也有修行到更高阶层的目标。虔诚的基督教徒一心向往的是天堂。向上、向善、向往美好是人类共同的目标，即择善而从。荀子《劝学篇》曰："故君子居必择乡，游必就士，所以防邪辟而近中正也。"（其文意为：所以君子居住要选择好的环境，交友要选择有道德的人，才能够防微杜渐，保其中庸、正直。）《诗经·小雅·伐木》曰："出自幽谷，迁于乔木。"《孟子·藤文公上》曰："吾闻出于幽谷迁于乔木者，未闻下乔木而入于幽谷者。"《论语·述而》曰："三人行，必有我师焉；择其善者而从之，其不善者而改之。"（其文意为：别人的言行举止，必有值得我学习之处，选择他们好的方面学习，看到他们缺点时，反省自身有没有同样的缺点，如果有，就加以改正。）

动物只有生命终止才能达到虚空地步。陆游临终"死去元知万事空"的感慨即是述说这种事实。海明威在功成名就时失去了奋斗目标，思想处于空虚、无着的状态，促使身体机能快速衰退，加速了他生命走向终结的步伐。没有奋斗目标而醉生梦死的人，与其说是人，倒不如说是一堆没有灵魂的行尸走肉。

20 世纪 80 年代，笔者的一位朋友在河南平顶山卫校工作时，发誓一定要考取中国医科院研究生，连考几年未能如愿。笔者劝他目标定的低一点，他坚持不改，最后放弃了。笔者向他说："准备了这么长时间，不考太可惜了！"他回答："这个过程我享受过了，考没考取都一样！"《钢铁是怎样炼成的》一书中引用了高尔基的一段话："当他回首往事的时候，不会因为虚度年华而悔恨，也不会因为碌碌无为而羞耻；这样，在临死的时候，他就能够说：'我的整个生命和全部精力，都已经献给世界上最壮丽的事业——为人类的解放而斗争。'"这是享受终生奋斗过程的最好诠释。

在追求真理的过程中，有人硬是将白色说成黑色，为了将颠倒的黑白再颠倒过来，有些志士流尽了鲜血。他们的生命短暂，有人如盛开的昙花只有一现，但这一现却发出了绚丽而夺目的光彩。如中国共产党的先烈们，虽然生命已逝，但精神不灭。他们的献身使得无数生命得到保护，并过上幸福美满的生活，是真正的大佑苍生者，这是另一层意义的养护生命。

充实的生活和追求不同阶段的工作和生活目标，是养生的一种方式，对老年人显得尤为重要。受各时段既定目标的牵制，终生老有所为，则生命充满活力。研究表明，人的衰老先从大脑开始，现代医学对生命在于运动有了新的认识："生命运动在于脑部运动。"如果经常坚持脑部运动，即多用脑，可明显延长大脑细胞的生命。据日本学者报道，六七十岁经常用脑的人思维能力如 30 岁左右的人一样灵敏。美国学者分别对 75 ~ 80 岁老人进行了分组实验，3 年后发现，勤于思考组的人全部健在，思维迟钝组的人死亡率达 12.5%，受监护组的死亡率为 37.5%。故老年人应善学勤思，博闻强记，活到老学到老，再加强身体锻炼，时时遵循"行劳而不倦"的原则，既可预防老年痴呆，还可益寿延年。老而无所为，"少操心，少做事""善意"的言行反而不利于老年人的健康，更会促进衰老。老年人要老有所为，身在家中，胸怀世界，心系天涯，则会激情四射，青春常驻。

总之，过度空虚接近消亡，心有所恃有益健康。爱因斯坦说："把安逸和享乐当作生活目的，那是猪猡的理想！"劝君且少学猪猡，温柔乡里害处多；不疲不倦是正理，常思锻炼动手脚。

④选择谦让，向善有利于养生。

《道德经》曰："我有三宝，持而保之；一曰慈；二曰俭；三曰不敢为天下先。慈故能勇。俭故能广。不敢为天下先，故能成器长。今舍慈且勇,舍俭且广,舍后且先,死矣。夫慈以战则胜,以守则固。"（其文意为：我有三件宝贝，持有而珍重它。第一件宝贝叫慈爱，第二件叫节俭，第三件叫不敢处在众人的前面。慈爱所以能够勇武；节俭所以能宽广；不敢处在众人之前，所以能成为万物的尊长。现在有人舍弃慈爱而追求勇武，舍弃节俭而追求大方，舍弃退让而求争先，就会死亡。慈爱，用于作战就可取胜，用于守卫就会坚固。）

《黄帝内经·素问》中的"美其食，任其服，乐其俗"和《道德经》中的"慈、俭、让"也有相近含意。透过字里行间可读出友善、和善。对食物、衣服及周围人的习俗适应程度和处理方法，透露出一个人的道德修养。爱挑剔的人感觉十分不满意的东西也许并不差，他们认为的"美好"与"不美好"只是感观的差别。爱挑剔的人心情一定是不愉快的，随遇而安者则心态平和。爱挑剔者要改变所谓的"不美好"现象，也是辛苦的过程，对随遇而安者而言适应的就是最合适的。故土难移，"金窝银窝不如自己的狗窝"，离开故土的人到了新环境都会产生不适应感，适应快的人影响最小。乐不思蜀的阿斗，心态很好，也能得终寿，而抱怨"故国不堪回首月明中，雕栏玉砌应犹在，只是朱颜改"的陈后主,还发出"问君能有几多愁？恰似一江春水向东流"的哀叹，接着便是身首异处的下场。

看到美景时，人们大都会心情愉悦，污秽之处会使人心情郁闷，喜庆场面会将人的情绪带动起来，血腥的场面会让人心留余悸。清理污秽及垃圾者只想让自己看到这样的情景——再现于人们面前的是清洁如新的场面。和尚的月牙铲是掩埋尸骨的工具，给亡者身上蒙上白色被单的人是高尚的人。人们应多向遇见的人展现笑脸，不把负面情绪传递给接触的人。人和动物在生命将要终结时都有所预知，细心的养宠物者会发现，宠物垂危的时候总是躲在人们不容易发现的地方。有些人面对死亡时也要将好的一面展现给别人，谭嗣同在狱中依然能语出铿锵，写出"我自横刀向天笑，去留肝胆两昆仑"，气吞山河、鼓舞人心。嵇康临刑前，神色不变，看日影还高，知道离行刑还有一段时间，便向兄长嵇喜要来平时常用的琴，在刑场上抚了一曲《广陵散》。金圣叹临刑时双耳中塞入两个纸团，刽子手行刑后其头部在地面滚动时纸团从耳中掉出，一个字是"好"，另一个字是"疼"。含笑面对死亡的3位哲人若非政治原因而早逝，保持正常生活状态，当为高寿之人。嵇康的《养生论》影响一直延续至今，笔者在《养生论长寿诀解析》中对他的评价是："秉烛之人，自行夜道不远，但烛光照亮了别人的道路，无秉烛之人，夜行人举步维艰。"

进入灵兰之室的人均会芳香四溢，具有良好心态者能感染与其接触的人，你看周围的一切尽妩媚，它们看你应如是。营造出的这种人和物融为一体的和谐氛围，自身和接触的人身心都会受益。《论语·雍也篇》曰："仁者寿。"（其文意为：富有爱心的人长寿。）"善是青松恶是花，看看眼前不如它，有朝一日遭霜打，只见青松不见花。"

世界是矛盾的对立统一体，人是在不断的矛盾中成长起来的。处理好矛盾才能利用矛盾，使矛盾向着有益的方向发展。和平时期人与人之间的矛盾都是非不可调和的矛盾，矛盾激化对双方身心都会造成伤害。智慧者处理矛盾时不逞一时之强，而是采取避让方式，将精力转移到学习知识和提升自己能力方面。避让后对方即使仍愤愤不平，情绪也能渐渐地平复。当自己知识丰富，能力提高，完全超越对方时，身心都处于愉悦状态。韩信面对屠夫的挑衅能泰然自若地从胯下穿过。韩信做了大将军后，在屠夫惶恐不安时，韩信不但没有报复屠夫，还让他做了手下的中尉。如果韩信不知忍让，采取过激行为，不但身陷囹圄之中，甚至性命难保，也不会有后来的韩大将军。

总之，善因必有善果，礼让谦和，施爱尽善者一定能收到较好的养生效果。

（2）面对不能选择的情况时改变自己。

有许多人和地方不可选择，如父母、兄弟、姐妹、子女及时代、出生地点等。在不能选择或者选择需要花费很大代价而不愿选择的人和物时，人们需要正确面对，心无所恃，"美其食，任其服，乐其俗"，随遇而安。

许多人羡慕生在帝王家者，而读过清史的人都知道雍正皇帝将兄弟称呼为猪、狗的事。太子被废时说出的"无情生在帝王家"，喊出了一部分帝王家人的心声。

春秋比冬夏气候优越。春秋有赏心悦目的花花绿绿世界，硕果累累的收获，和气宜人的气温，让人不喜欢冬天、夏天。白天光明一片，美色、美景清晰可见，夜晚则漆黑一片，这也是人们喜欢白天，厌恶暗夜的原因。人们还喜欢明亮的月亮，和煦的阳光，不喜欢风雨连绵的阴天。但月有阴晴圆缺，季节有更替轮回，自然规律谁也不能改变，无法选择，会调节者每天都会有好心情。宋朝无门慧开禅师所作的《春歌》是告诫人们适应时间的诗："春有百花秋有月，夏有凉风冬有雪；若无闲事挂心头，便是人间好时节。"（其文意为：一年四季，每个季节都有各自独特的美，春有各种盛开的鲜花，秋天有明亮的月亮，夏有凉风，冬有漫天的风雪，如果没有闲事而烦心，每年每季每天都是人间最好的时节。）

人人都喜欢和平年代，而不喜欢战争与动乱的年代，在不满意时想想叙利亚和阿富汗，心里便觉得坦然。子孝孙贤、父母慈爱、兄弟姐妹和睦是最理想的家庭；子孙不孝，父母不慈，兄弟姐妹不睦也不少见。记得儿时村里的一位奶奶天天在大街上絮絮叨叨地谈论家事："养儿子还不如养头猪，养头猪还能卖钱，养儿子什么用也没有！"郁闷到临死时还念叨不断。这位奶奶如果能想到聊胜于无，心也会稍安。一位内蒙古的年轻母亲，身高不到一米五，生孩子时因为迷信顺产，难产持续了8天。经过多人推胸腹推背，产道大出血差点交出生命，产出的女儿却在6岁时患上了视网膜母细胞瘤，必须摘除一只眼球。这位母亲文化程度不高，思想境界却很"高"，医生在检查病房时发现她的病床头柜的一张纸，使她的形象立即变得"高大"起来。只见纸上面写道："人家骑马我骑驴，后面还有拉车的……"

《收姜维》中有一段诸葛亮的唱词："四将军你休要羞愧难当，听山人把根由细论端详。想当年长板坡有名上将，一杆枪战曹兵无人阻挡。而如今年纪迈发如霜降，怎比那姜伯约血气方刚，怪只怪山人我用兵不当……"失败结果已无可改变时，分析原因、自己认错、安慰下属，这样的领导古今中外也不多见。河南越调剧团进京演出该剧后，被领导赞誉为"河南的诸葛亮会做思想工作"！

生离死别也是不能选择的事，感情深厚者有时离别许多年仍念念不忘。苏东坡悼亡妻词读起来令许多人伤感。笔者的一位同事，20世纪60年代毕业于北京医科大学，现已85岁高龄。老伴去世后心情难以平复，每次见到笔者她都泪眼汪汪，唏嘘不已。如果用"人死不能复生，节哀顺变"对她安慰，会显得苍白无力。笔者给她讲了几句话：时间淡化，空间隔离，充实生活，转移注意力。同时给她看了笔者写的文章《情绪低落时笑起来》后，老人现在上午练太极拳，然后去图书馆读书，下午练八段锦，有时给老年人进行养生讲座。再遇到她时，虽然脚步较慢，但总是面带微笑。

总之，在不能改变所处的环境及所接触到的人时，要知道如何改变自己，能随遇而安者才是养生的赢家。

（3）"上下不相慕"者是养生的赢家。

贪欲是动物的自然本性，《道德经》曰："祸莫大于不知足；咎莫大于欲得。"（其文意为：最大的祸害是不知足，最大的过失是贪得的欲望。）故贪欲是养生的敌人。"慕"不代表着贪欲，只是一种喜好的趋向，发展一步就是贪欲。善养生者心中"慕"也应少一些。

人往高处走，水向洼地流。人一般羡慕的是比自己能力强、知识丰富、工作努力者，如为科学献身的科学家。羡慕就要学习、效法，这是一种无形的动力，应该鼓励。而有的人则羡慕生活或工作条件好、社会地位高、社会背景好或者没有努力却获得很大成就"从天上接过馅饼"的人。如果学习、效法，对社会、对自己都不利，应当摒弃。

古往今来，以羡慕比自己高或强者占主流，甚至通过权力、地位贪污受贿，采取巧取豪夺等卑劣手段获取利益者都有人羡慕。而羡慕生活、工作低下的却不多。但"慕下"不"慕上"者也不乏其人。一位事业中遇到波折较多的人看到街上乞丐在夏日的大树下呼呼大睡时，啧啧不已地称羡"这人好幸福"。一首古诗更能说明这样的现象："铁甲将军夜渡关，朝臣待漏五更寒，山寺日高僧未起，算来名利不如闲。"

战争是政治斗争的一种激烈形式，是看得见流血的争斗，政治则是看不见流血的争斗。比战争更为残酷，政治上失意者的生活比服毒后慢性发作更为艰难。李斯的"再不能出东门逐黄犬"的悲声多么凄惨。某些原本是高官的犯人在狱中悔不如初时，羡慕过着平静生活的普通人。

李白的"安能摧眉折腰事权贵，使我不得开心颜"的诗句让高力士脱靴的典故已为人所熟知。清代一位期望过平民生活的诗人纳兰性德不太为人知晓。纳兰性德并没有政治失意，也没有地位起伏，却厌恶上层生活。他是权臣纳兰明珠之子，姑姑是康熙的惠妃，深得康熙宠幸，他则是皇帝身边的一等侍卫。后来和珅进呈《红楼梦》时，乾隆读后即说："此盖为明珠家事作也！"可见，纳兰性德的家族地位之显赫。其父明珠观察到康熙喜欢读书人的特点，广招门客，私立学馆，使得纳兰父子深受其益。皇长子胤禔是纳兰明珠的外甥，康熙由于索额图的关系立了索额图的外甥、皇二子胤礽为皇太子。纳兰明珠极力想把自己的外甥推上皇太子的位子，于是，索额图与明珠两股势力开始围绕皇太子之位斗法。纳兰性德入仕之时，正是其父权倾朝野，独揽朝纲之时。他入仕没几年，明珠就在与索阿图的争斗中失势了。历史上多少鲜活面容又像复活了一样展现在现实中，父亲的圆滑机巧、世事应对自如的手段他并没有遗传，眼前尔虞我诈、勾心斗角的面目对他来说那么恐怖和狰狞。加之爱妻早亡，求之不能长久的爱情，文学挚友的聚散，对仕途的厌倦、富贵的轻视，使他无法摆脱内心深处的困惑与悲观，长期处于抑郁之中。他很想做一个闲散的普通人，只有寄情于诗词。"我是人间惆怅客，知君何事泪纵横，断肠声里忆平生"正体现了他的心情。康熙二十四年暮春，纳兰性德抱病与好友聚会，一醉一咏三叹，而后一病不起。7日后，于康熙二十四年溘然而逝，年仅30岁。

唐伯虎的"慕下"是因为人生的挫折对他的打击太大。他因庚寅年寅月寅日寅时生，故名唐寅（屈原出生年月日亦为寅）。弘治十一年，唐寅中应天府乡试第一（解元），第二年，与江阴徐经入京参加会试，因牵连徐经科场案下狱，被罢黜为吏。他深以为耻坚决不去就职，后来遇到了宁王朱宸濠。朱宸濠邀请唐伯虎做师爷，唐伯虎慢慢地发现，宁王是要造反，不走就是死路一条，走又很难，没办法只好装疯。唐伯虎整天不穿衣服在城内裸奔，宁王无奈，只好把唐伯虎送走了。自此，唐伯虎的意志彻底堕落，夜以继日地酗酒作乐，纵情声色。仕途失意，使他心无旁骛，"但愿老死花酒间，不愿鞠躬车马前"。慢慢地认识到地位高低各有优点，"若将贫贱比车马，他得驱驰我得闲"。于是专心于诗词书画，因此造就了他的艺术成就。但这种成就一部分是用健康为代价换来的，教训较为深刻。

综上所述，知足才会常乐，才能健康延寿；"慕上""慕下"均会出现偏差，损害健康，减少寿命。

（四）现代科学对中医养生观的部分解密

中医的养生理论正逐渐被现代科学解密，端粒学说解密了其中的部分内容。人类细胞中端粒的长短，控制了细胞和人体的寿命。真核细胞（所有动植物细胞均为真核细胞）如细线状的染色体末端，具有像鞋带尖端塑胶箍样的保护结构，端粒的长度反映细胞复制历史和复制潜能，被称作细胞寿命的"有丝分裂钟"。人类一生的细胞分裂有一定的次数极限，细胞分裂一次，端粒便缩短一点，细胞接近老化一步。细胞愈年轻，端粒愈长，细胞愈老，其端粒长度愈短。随着年龄增加，细胞分裂次数不断积累，像磨损铁杆一样，端粒变得越来越短。如果磨损得只剩下残根的时候，人们的细胞功能异常分裂或分裂能力减弱，细胞就接近衰老，身上便会出现异常的衰老痕迹。

研究发现，如果端粒不变短，细胞分裂就会一直延续下去，人们的生命也会一直延续下去。如何才能使端粒不变短呢？有人试图用走捷径的方法解决。他们在研究中发现了能使端粒复原的酵素，这种酵素叫作端粒酶，可将端粒长度修复延长。与生命直接相关的睾丸与精子中端粒酶较多。如果端粒酶持续不断地发挥作用，端粒不缩短，人类就会青春常驻。

遗憾的是，人体的癌细胞正是被端粒酶及其他特定因素激活，呈现无限复制现象。超过85%的癌症患者中，观察到了端粒酶的活性增高。端粒酶成为最广谱的癌症分子标记物，人们正在利用这一点，通过抑制酶的活性来治疗癌症。由此看出，端粒酶集"天使与魔鬼"于一身。如何将端粒酶只呈现"天使"的一面，将"魔鬼"关进笼子，人们仍在研究探索之中，也许这一天并不遥远。

在"天使"还没到来，寻找能让端粒慢一点缩短的方法，是养生抗衰老的主要任务。科学家发现：端粒不只是会执行遗传指令，还会听从人们的指示，让体内的细胞老化得更快或更慢一点。这种指令由人们的生活方式决定。健康的钥匙握在自己手中，关键是如何利用，好的生活方式是让端粒缩短细胞老化减慢的指令。

伍子胥过昭关时一夜白发尽染，可见，将端粒缩短的指令有多么可怕。伍子胥的染白发是特殊情况，因过不了关，心理压力过大所致。"愁一愁，白了头"在现实生活中比较多见。忧愁是使端粒缩短的一种因素，内伤七情中的喜、怒、悲、恐等其他因素均可使端粒缩短。美国诺贝尔生理医学奖获得者伊丽莎白·布莱克本（Elizabeth Blackburn）和埃利萨·埃佩尔（Elissa Epel）在《端粒效应》一书中特别强调不良情绪是缩短端粒主要原因。书中既提及了缩短端粒的部分因素"负面思想、弹性思维，如何影响你的端粒""压力如何侵入细胞"，还论述了许多调整情绪的方法，如"让忧郁和焦虑不上身""减压技巧有益于端粒健康"。人们一般认为喜是好的因素，因为喜确实能带动人的情绪，但过喜也有副作用，如"范进中举"由喜而狂，大喜过度，不得入眠，这种状态持续下去，端粒则会缩短。

心空则心静，心静邪不生。"恬惔虚无"是抵抗外界"嗜欲""淫邪"诱惑对心、目的干扰，平稳情绪是减慢端粒缩短的最好方法，可有效地调动人的正气，使体内的"真气从之"。"端粒效应"也强调睡眠减弱有使端粒缩短的副作用，"恬惔虚无"则使心理活动减少，基础代谢率也相应减弱，睡眠质量提高。如油灯一样，火焰小，点燃时间长；火焰大，点燃时间短，端粒也相应减慢和缩短。

真气壮则防病邪入侵的屏障紧，调查研究发现，端粒缩短慢者抵抗疾病的能力也强。有报道显示，端粒缩短与动脉粥样硬化呈正相关。

《黄帝内经》由于处于几千年前的时代，提出的理论虽然古朴，但并非粗浅，需要经过长时间才能逐渐解密。随着科学的发展，相信其奥秘将会慢慢地展示于世人面前。

第三部分
从牙齿更换到百岁的生理过程

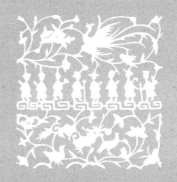

【原文】

帝曰：人年老而无子者，材力[1]尽邪？将天数[2]然也？

岐伯曰：女子七岁，肾气盛，齿更发长。

二七，而天癸[3]至，任脉通，太冲脉盛，月事以时下，故有子。

三七，肾气平均，故真牙[4]生而长极。

四七，筋骨坚，发长极，身体盛壮。

五七，阳明脉衰，面始焦，发始堕。

六七，三阳脉衰于上，面皆焦，发始白。

七七，任脉虚，太冲脉衰少，天癸竭，地道不通[5]，故形坏而无子也。

丈夫八岁，肾气实，发长齿更。

二八，肾气盛，天癸至，精气溢泻，阴阳和，故能有子。

三八，肾气平均，筋骨劲强，故真牙生而长极。

四八，筋骨隆盛，肌肉满壮。

五八，肾气衰，发堕齿槁。

六八，阳气衰竭于上，面焦，发鬓颁白。

七八，肝气衰，筋不能动。

八八，天癸竭，精少，肾脏衰，形体皆极则齿发去。

肾者主水，受五脏六腑之精而藏之，故五脏盛，乃能泻。今五脏皆衰，筋骨解堕，天癸尽矣，故发鬓白，身体重，行步不正，而无子耳。

帝曰：有其年已老，而有子者，何也？

岐伯曰：此其天寿过度，气脉常通，而肾气有余也。此虽有子，男子不过尽八八，女子不过尽七七，而天地之精气皆竭矣。

帝曰：夫道者年皆百岁，能有子乎？

岐伯曰：夫道者能却老而全形，身年虽寿，能生子也。

【白话译文】

黄帝问道：人到年老的时候，便不能生育子女了，这是由于人体的精力衰竭了呢，还是自然规律呢？

岐伯回答：女子到了 7 岁，肾气旺盛起来，乳齿开始更换，头发逐渐茂密。14 岁的时候，身体里一种叫作天癸物质产生作用，任脉通畅，太冲脉旺盛，月经按时来潮，便具备了生育子女的能力。21 岁时，肾气已经充满，生出真牙来，牙齿就长全了。28 岁时，筋骨强健充满力量，头发的生长达到最茂盛的阶段，此时的身体最为强壮。35 岁时，走行于面部的阳明经脉气血逐渐衰弱，面部开始显得憔悴，头发也开始脱落。42 岁时，三阳经的经脉气血衰弱，面部更显得憔悴，缺少光泽，头发开始变白。49 岁时，任脉经气血虚弱，太冲脉的气血也逐渐衰弱，身体里促进生殖发育的天癸枯竭，月经断绝，所以形体变得衰老，失去了生育能力。

男子 8 岁的时候，肾气开始充实起来，头发变得茂盛，乳齿也更换了。16 岁时，肾气旺盛，天癸产生作用，精气满溢而能外泄，如果两性交合，便能生育子女。24 岁时，肾气充满，身上的筋骨显得强健有力，生长出真牙，牙齿已生长齐全。32 岁时，筋骨丰隆而盛实，肌肉变得丰满健壮。40 岁时，肾气开始衰退，头发出现脱落，牙齿开始显得干枯、缺少光泽。48 岁时，充养人体上部的阳气逐渐衰竭，面部憔悴无华，头发和两鬓逐渐出现白色。56 岁时，肝气开始衰弱，筋骨的灵活性减弱，活动不能自如。64 岁时，人体的天癸枯竭，精气少，肾脏衰，身体进入终极阶段，牙齿、头发脱落。

肾是接受其他各脏腑的精气贮藏起来的脏，所以五脏功能旺盛时，肾脏才能向外泄溢精气。现在年老，五脏的功能都已衰退，筋骨变得懈惰无力，身体里的天癸物质已经衰竭。所以头发和两鬓都变成白色，身体沉重，步伐不稳，也不能生育子女了。黄帝问道：有的人虽然年纪已老，仍能生育，这是什么原因呢？

岐伯回答：这类人天赋的精力超过常人，气血经脉能保持畅通，肾气有余的缘故。这种人虽有生育能力，但男子一般不超过 64 岁，女子不超过 49 岁，过了这个年龄，身体的精气便枯竭了。

黄帝问道：掌握养生之道的人，寿命可以达到 100 岁的年龄，还能生育吗？

岐伯说：掌握养生之道的人，能够防止衰老保全形体，虽然年老，也能生育子女。

【名词解析】

「1」材力

指精力，张介宾曰："材力，精力也。"肾藏精，肾精的外华为力，精足者灵巧而多力，故称精力。

「2」天数

天是自然界，数是年岁之限数。张介宾曰："天数，谓天赋之限数。"

「3」天癸

"天"是指先天，"癸"是干支中天干的阴干。干犹木之干，强而为阳，支犹木之枝，弱而为阴。《中国天文学史》曰："癸：揆也，万物闭藏，怀妊地下，揆然萌芽。"癸在天干中属阴水，有阳中之阴的意思。天癸指肾中精气充盈到一定程度时产生的，具有促进人体生殖器发育成熟，并维持生殖功能的物质。马莳曰："天癸者，阴精也，盖肾属水，癸亦属水，由先之气蓄积而生，故谓阴精为天癸也。"《黄帝内经太素》曰："天癸，精气也。"《类经·脏象类》曰："夫癸者，天之水，干名也……故天癸者，言天一之阴气耳。"

「4」真牙

智齿，最后长出来的臼齿，俗称尽根牙。

「5」地道不通

八卦中坤为地，与乾为天相应，地属阴。在人的性别上，男属阳，为天;女属阴,为地。女子产道又称阴道,阴道不能流出经血,产子,故谓地道不通。王冰注:"经水绝止,是为地道不通。"

【评析】

一、遵循生长衰老自然规律

(一)男八女七是人的关键生理周期

本段讨论人体生长、发育、衰老及生殖功能方面的正常生理过程,女性以 7 年为一个周期,男性以 8 年为一个周期。女性第 4 个生理周期为 28 岁,男性第 4 个生理周期为 32 岁,是生理机能最旺盛的时候,这种旺盛的机能保持一个周期。女性第 5 个生理周期为 35 岁,男性第 5 个生理周期为 40 岁,生理机能开始进入全面衰退期。女性第 7 个生理周期为 49 岁,男性第 7 个生理周期为 64 岁,形体已极度衰退,生育机能基本消失。"五脏皆衰,筋骨解堕""发鬓白,身体重,行步不正",进入了风烛残年阶段。

(二)十年的生理周期说

《黄帝内经·灵枢·天年》则以 10 年为一个生理周期。"人生十岁,五脏始定,血气已通,其气在下,故好走;二十岁,血气始盛,肌肉方长,故好趋;三十岁,五脏大定,肌肉坚固,血脉盛满,故好步;四十岁,五脏六腑十二经脉,皆大盛以平定,腠理始疏,荣货颓落,发颇斑白,平盛不摇,故好坐;五十岁,肝气始衰,肝叶始薄,胆汁始灭,目始不明;六十岁,心气始衰,苦忧悲,血气懈惰,故好卧;七十岁,脾气虚,皮肤枯;八十岁,肺气衰,魄离,故言善误;九十岁,肾气焦,四脏经脉空虚;百岁,五脏皆虚,神气皆去,形骸独居而终矣。"(其文意为:人生长到 10 岁的时候,五脏发育到一定的程度,血气的运行基本畅通,人体生长发育本源于肾脏的精气,精气从下部上行,所以喜爱做跑步活动。人生长到 20 岁的时候,血气开始充盛,肌肉也渐趋发达,所以行动敏捷,走路很快。人生长到

30 岁，五脏六腑已经发育完善，肌肉发达、坚实，血脉充盈、旺盛，步履稳健，所以喜欢从容不迫地行走。人到 40 岁的时候，五脏、六腑、十二经脉发育都已非常健全，到了由最旺盛阶段转为逐渐衰退，腠理开始疏松，颜面的色泽逐渐衰退，发鬓开始斑白，因为人的精气已发展到最高阶段而开始衰减，所以喜坐着而不愿意活动。人到 50 岁的时候，肝气开始衰减，肝叶开始薄弱，胆汁开始减少，肝血不能养目，两眼开始昏花。人到 60 岁的时候，心气开始衰减，心所主的神志功能失常，经常出现忧愁、悲伤的情志，因为血气不足，不能养神、养血，故运行缓慢，只想躺卧。人到 70 岁的时候，脾气虚弱，气血不荣，肌肤干枯而不润泽。人到 80 岁的时候，肺气开始衰减，不能涵养魄而导致魄离散不收，所以言语经常发生错误。人到 90 岁的时候，肾气开始枯竭，心、肝、脾、肺四脏的经脉、气血也都空虚了。人到 100 岁的时候，五脏及其经脉全都空虚，所藏的神气也消散了，只留下形体的躯壳存在，也就死亡了。)

（三）认识规律才能把握规律

任何医生都会听到 40 岁以后病人这样的述说："我以前身体很好，现在怎么这么多毛病啊！"疾病是在为自身传递一种信息，人随年龄增长如机器一样到了一定周期，零件磨损到一定程度，开始转动不灵活，出现这样或那样的问题。有些人认为的"毛病"，如腿脚不便、耳聋、眼花是年龄到一定阶段的生理标志。

40 岁是个明显的分水岭，40 岁前以动态语言告诫人们：年龄段各不相同，行动特点各不相同，10 岁还属儿童阶段爱跑动，20 岁快步走，30 岁步态稳，40 岁不愿动。如果三四十岁还出现一二十岁人的行动特征则属有朝气或有活力，一二十岁出现三四十岁现象则多属病态。如果 50 岁以上老年人出现一二十岁特征说明身体更健康。任何年龄段面部特征均非常明显，10 岁脸上还充满稚气，20 岁容光焕发，出现青春期特征，30 岁体型及面部均具备成熟年龄段的特征，40 岁则面部及体型均会发生变化，较以前丰满。50 岁后已步入老年阶段，开始出现衰老现象。人的衰老过程从肝脏衰退开始,依次从心、脾、肺、肾,面部出现明显特征。

肝开窍于目。50 岁肝脏功能衰退,所以眼睛会出现昏花、视力模糊,俗语"花不花,四十八"正相应。30 余岁出现眼睛昏花者,为肝功能先出现衰退。

60 岁人的情志发生改变,由于心血不足,不能充养精神,思维方式也发生了变化,常喜闭目或躺卧。

脾主肌肉,肺主皮毛,70 岁以后脾、肺功能减退,两脏衰退时限不太分明,皮肤干枯,肌肉松弛无力,皮与肉分离,有的老人皮肤与内衣分不清楚。肝藏魂,肺藏魄,脾藏意,魂魄意一般在 80 岁左右才会发生改变。

90 岁,肾气衰退,人的根本动摇,是最容易出现阴阳离决的时段。实际上,肾脏在 70 多岁已开始衰退,肾的上窍耳的功能开始减弱。听力减退的时间早晚是检测肾功能的一项重要指标。

百岁一般是过去人们的生命极限,尽管现代学者提出更高的年岁数字,但百岁以上老人在全世界还是极少数的。随着科技的发展,这一现象会发生改变,人们在新规律产生的时候还要遵从新的规律。

延年是每个老年人的期望,把握各个不同年龄段的生理特点对防衰及防病都有重要意义。如果在任何年龄段出现早衰现象均提示健康出现了问题。头、面部总会发生细微变化,皱纹出现是最明显的衰老特征。几根白发也如知秋之叶样发出警示。老年斑则是六七十岁以上老人才会出现的特点。时刻注意这些细微变化,保持良好的心态和生活习惯,及时采取相应的防衰措施,则会成为受人欢迎的快乐、健康的老人。

（四）女性寿命为什么比男性长

女性 49 岁失去生育能力,男性 64 岁失去生育能力,男性明显比女性晚。按此数据,似乎男性寿命应该高于女性,但事实却恰恰相反。自然界风气属阳容易鼓荡、浮动,而属阴的水土则不容易移动飘散,属阴的女性如水土样不容易像风气样流失。

根据现代多种调查数据显示，女性的寿命普遍高于男性，不仅是人类，大多数物种的雌性要比雄性的寿命长许多。主要因素有以下几点：

（1）女性有两个 XX 染色体，而男性的染色体是 XY，只有一个 X 染色体，女性即使天生 X 染色体中有基因缺欠，但还有一个"备份"，男性则缺乏这个"备份"。有一种与清除氧自由基相关的酶，它的基因定位在 X 染色体上。氧自由基是人健康长寿的大敌，而拥有两条 X 染色体的女性能产生的这种酶更多，能清除更多的氧自由基，减少细胞损伤，延缓衰老。研究还发现，另一些调节细胞周期的酶也定位于 X 染色体之上，这些酶在人类生命过程中起着重要的辅助作用，因此，在细胞周期调节方面女性比男性更有一定优势。

（2）女性和男性的生理器官不同，女性有子宫而男性没有。子宫除了生育后代的作用外，还可以每月通过月经排除一部分身体里的毒素。女性因月经来潮而定期失血，在来月经时，会对身体形成一种生理刺激，刺激造血系统继续造血补充流出经血，由于造血系统长期得到锻炼，女性对失血的耐受力比男性强。

（3）男性具有阳刚之气，天生具有冒险精神。男性青少年发育期睾酮激增，更容易做危险活动，雄激素增加也会导致男性死亡率大幅上升。女性有阴柔的一面，从事冒险行动较少。女性的雌激素水平比男性高，女性分泌的雌性激素有利于体内胆固醇和脂蛋白代谢，可消除坏胆固醇，保护心脏，预防心脏病，所以女性动脉粥样硬化的患病率明显低于男性；雌激素也可刺激体内促生长素和催乳素的分泌，加强胸腺功能，提高机体免疫力；雌激素在抗感染方面也起一定的作用，所以女性感染性疾病患病率和死亡率较男性低。

（4）不良的生活习惯也会导致男性的寿命降低。男性常有一些不好的习惯，如吸烟、酗酒，应酬时导致的暴饮暴食也会减少男性的寿命。控制冲动的能力较女性为弱，冲动时一句"拿酒来"，可能拿去的是生命。在滥饮、狂饮、"以酒为浆"的现象中男性比例远大于女性。

（5）女性处理事物较男性细腻，生活更有条理，女性普遍较男性勤快，身体得到锻炼的机会多于男性。日常生活中，女人对身体进行常规调养的次数远较男人为多。细心的女人非常注重身体的保健，会定时参加体检，身体出现一些小毛病时便及时就医。男性较女性生活规律性差，对身体重视程度远不如女性，身体出现问题时态度不积极，对定期的体检和就医也不太关心。

此外，有研究者还发现，男性年轻时端粒长度比同龄女性长，但之后其端粒缩短的速率明显快过女性。这也是"男八女七"理论的部分诠释。

二、保养真气培补根本是养生的根本

（一）"天真"解析

善于保养"天真"的人，能"却老而全形"。现实生活中"却老"者不乏其人，许多 90 岁以上老人多是带疾延年者，"却老"与"全形"兼具的人寥若晨星。旧中国的四川军阀杨森 80 岁高龄时还与 19 岁小妾生了一个女儿，是保养"天真"卓有成效、"身年虽寿，能生子"的代表人物。

本书以上古"上古天真"名篇，"上古"前文已经论述。大部分学者认为"天真"即文中提及的"肾气"和"精气"，但"天真"还有其他不同的解释：

（1）"天"指自然界；"真"指人的本性；"天真"指人的自然纯真，质朴无邪的本性。高士宗的《素问·直解》曰："天真者，天性自然之真，毫无人欲之念也。"无欲则刚，无欲是护肾气保真元的主要条件。

（2）"天真"指人体所禀赋的自然寿命。《黄帝内经·灵枢·天年》称之为"天年"，即天假之年；《左传·僖公二十八年》曰："民之情伪，尽知之矣，天假之年，而除其害。"《魏书·刘懋传》曰："刘生堂堂，搢绅领袖，若天假之年，必为魏朝宰辅。"天年也称"天寿"。人生于地，受命于天，龙生九子，个个不同，禀赋各异，禀赋强者生命力强，能达天年，禀赋弱者则难享天年之寿。

（3）"天真"分而释之，"天"指先天，"真"指"真气"，又名"元气"，元气根源于先天，故名"天真"，即先天真元之气。李东垣曰："真气又名元气，乃先身生之精气也。"

3种解释中结合文义，遵从第3种者最多。笔者认为3种解释均有一定道理，单从1种说难免片面，应3者综合理解。保持思想清虚无为的自然状态，是保护肾气的根本措施，肾气充足才有享"天真"的条件。

（二）保养真气，调节自身的生物钟

在人生命的全过程中，肾气作用最为主要。肾为人体之根本，如树木根深并粗壮，才能枝繁叶茂。人的禀赋各有差异，肾气强弱不尽相同，抗病力和生命力显出分别，这是寿命长短的关键因素之一。

现代研究证实，人的生长发育衰老过程，受细胞的染色体上特定的基因决定，什么时候身体停止生长，什么时候产生性欲具有生育能力，什么时候分娩，什么时候停经不能生育等都是1个人按时按刻来完成，这便是生物钟的体现。所以DNA就是人和动物的生物钟，生物钟决定一个人的一切生理进程和寿命长短。这一定程度上解释了本段论述的内容，也部分解释了禀赋与先天真气的作用，"男八""女七"节律就是古时人们认识的生命历程生物钟。

现代的生物钟分为母钟、子钟和孙钟3类。《黄帝内经·灵枢》中的《经脉篇》曰："人始生，先成精。"母钟就是母体受精卵携带的一条染色体，这条染色体决定人的一生。母钟就像母亲生儿女样生出24条与母钟一致的子钟染色体。母钟分裂时给子钟指明了行走路线，子钟就像母钟养大的儿女一样，虽然会按照母钟所指路线释放、解码，但具体是跑或走，其行为方式则由子钟自己发挥，子钟又像母钟一样影响孙钟。

人的生命过程的规律性是由生物钟的生理特性决定，生物钟对人的行为方式虽然起支配作用，但这种支配作用并非不可改变。人出生后不同个体的行为方式受各种因素影响产生的变化直接影响生物钟的发挥，反作用于生物钟，调节生物钟，有时这种调节起着至关重要的作用。养生需要顺应生物钟,保养生物钟,一般保证生物钟"准点",生物钟出现"错时"现象及时维修。但在人的生命历程中,发育期的"准点"应尽力维护,将衰退的"准点"人为地向后延迟为"错点",才是生物钟最好的保养方式,还要尽可能使延后的"错点"不出现偏差。最终目的就是让生物钟向着有利健康、延长寿命方向发挥作用，在中年摆动乏力时适时助力，在将要停摆时增加助力让生物钟摆动延续。本文"法于阴阳、和于术数、饮食有节、起居有常、不妄作劳"保护"真气"的五大养生法则,也是顺应保养生物钟有利时"准点"不利时"错点"的法则。

松柏四季皆青，根系发达者即使严冬到来时也枝叶翠绿鲜嫩，其他树木冬天来临时有先枯、后枯之分，春天来临时有先旺、后旺之别。树木根部周围土肥水足时，树木生长旺盛。保护树木着重培根，禀赋强者虽然占得先机，底子比一般人好些，但后天培补更为重要，因人体之根肾脏"受五脏六腑之精而藏之，五脏盛，乃能泻"。保枝护叶也是在培根，二者兼顾，才能保持有利的生物钟"准时"，不利的生物钟"错时"，危急时刻还要时刻防止生物钟的停止摆动。

保护有利的生物钟"准时"，必须经常"纠偏"。调整生活节律，防治已发或未发的疾病就是"纠偏"。人生的历程就是不断"纠偏"的历程。如果长时间改变生活节律，体内激素分泌量便会改变，导致神经紊乱,这是不利于健康的生物钟"错点"。调整生活节律就是"纠偏"。癌症是控制局部的生物钟子钟失控，使局部细胞无节制繁殖的结果，子钟不再接受母钟的控制，维持状态功能失控，所以，要根治癌症，就必须使子钟维持状态功能得到恢复。这种"纠偏"的难度虽然很大，但人们已找到了突破口。

人在生长发育时期除非发育迟缓者，一般无须给生物钟助力，以免早熟。人至中年，就需要给生物钟助力了，老年时更需要助力，助力才能使生物钟的摆动更有力。中老年在维持生物钟节律基本不变的基础上，要补肾培元，给生命之火添加燃料，给生物钟助力，使衰退的节律适度减慢。"恬惔虚无"是"真气从之"的重要条件，五脏皆能充肾精补真元，但心的作用尤为重要，心肾表里之经，养心也是有力的助力。

心要清静虚空，更要对延长生命树立信心。老而服老，自认落伍，心气先衰是老人养生的大敌。日本一女明星，87岁恋爱，90岁结婚，接近100岁时骨折，卧床半年后又坚强地站起来，行动如常人。新疆133岁长寿老人阿丽米罕·色依提，100岁时患癌症，但她忘却了疾病，度过大劫。她平时非常喜欢锻炼，并保持良好的心态，对生活的态度是"并不觉得自己年纪大了就需要别人来伺候"，每天自己去干活，唱情歌、逛巴扎，走亲访友，讲笑话。

对10位110岁以上老人调查研究发现，这些老寿星的共同特点是：保养真气得法，真气相对充足，遵从生物钟节律，年老时在不勉力、不疲劳情况下乐观勤劳，心和身均不服老。

如果明白保养真气，调节自身的生物钟的人多起来，百岁以上的健康老人也会多起来。

第四部分

养生的典范

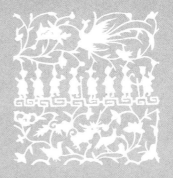

【原文】

黄帝曰：余闻上古有真人[1]者，提挈天地[2]，把握阴阳，呼吸精气，独立守神，肌肉若一。故能寿敝天地，无有终时，此其道生。

中古之时，有至人[3]者，淳德全道[4]，和于阴阳，调于四时，去世离俗，积精全神，游行天地之间，视听八达之外[5]，此盖益其寿命而强者也，亦归于真人。

其次有圣人者，处天地之和，从八风[6]之理，适嗜欲于世俗之间，无恚嗔[7]之心。行不欲离于世，被服章[8]，举不欲观于俗。外不劳形于事，内无思想之患，以恬愉[9]为务，以自得为功。形体不敝，精神不散，亦可以百数。

其次有贤人[10]者，法则天地，象似日月，辨列星辰，逆从阴阳，分别四时。将从上古合同于道，亦可使益寿而有极时。

【白话译文】

黄帝说：我听说上古时代有一种称为"真人"的人，掌握了天地间阴阳的变化规律，能够调节呼吸，吸纳精气，超脱世人的状态而独异于众人，使精神守持于体内，使筋骨、肌肉始终如一。所以真人的寿命特别长久，同于天地而没有终了的时候，这是他掌握养生之道修炼的结果。

中古时代有一种称为"至人"的人，具有淳厚的道德，能全面掌握养护生命的道理，和调于阴阳变化，适应一年四季的更替，脱离世俗社会生活的干扰，积蓄体内的精气，集中精神，使精神远驰于广阔的天地间，让视觉和听觉能感知八方之外。这是"至人"延长寿命和强健身体的方法，这种人也可以归入到真人的行列之中。

其次有称为"圣人"的人，能够安处于天地间正常环境之中，顺从自然界各种气候的活动规律，使自己的嗜好、欲望同普通大众相应，没有恼怒、怨恨的情绪。行为不离开世俗大众的一般准则，穿着与大众相同的纹彩装饰普通的衣服，举动也没有炫耀于世俗的异常地方。在外不使自己的形体过度劳累，在内没有任何的思想负担，一切活动都以安静、愉快为前提，满足于悠然自得的状态。所以，圣人的形体不容易衰老，精神不容易耗散，也可享达百岁的寿命。

其次，还有一种称为"贤人"的人，依据天地间的变化，日月的升降，各星辰的位置，以顺从阴阳的消长，适应四时季节的更替来调养身体。遵从上古"真人"的行为方式,使生活节奏符合养生的规律，故"贤人"也能延长寿命而达到理想的效果。

【名词解析】

「1」真人

指古代道家洞悉宇宙和人生本原，真正有觉醒、觉悟的人称为真人。《庄子·大宗师》曰："古之真人，其寝不梦，其觉无忧，其食不甘，其息深深……古之真人，不知说生，不知恶死，其出不欣，其入不距；翛然而往，翛然而来而已矣。"《洞元自然经诀》曰："道言：真人者，体洞虚无，与道合真，同于自然，无所不能，无所不知，无所不通。"本文指掌握天地阴阳规律，保全精神和真气的人。

「2」提挈天地

提挈，均是手部向上用力的动作；提，为垂手拿着有环、柄或绳套的东西；挈，举起。提挈，常两字并用，本文的"提"指提地，挈为举天，为主宰、支配意。提挈天地，指能够提地挈天，掌握自然变化的规律。

「3」至人

指具有极高的道德修养、超脱世俗、顺应自然规律而长寿的人。古时老子被尊称"至人"。

「4」淳德全道

淳，朴实，古同"醇"，指酒味厚；全，范围广；淳德全道，指淳厚、全面的德和道，能全面地掌握养护生命的道理。

「5」八达之外

达，意为到；八达之外，指视听聪明，四通八达，能感觉到远及八方之外的事物变化。

「6」八风

指四正方向，东、西、南、北之风及四隅方向，东南、西南、西北、东北八方之风。

「7」恚嗔

恚，指怨恨、愤怒；嗔，指生气、怪罪；恚嗔，泛指愤怒、仇恨等意念。

「8」被服章

被，指穿着；服，指衣服；章，指色彩和花纹。被服章，指穿着特定的带有服饰的衣服。

「9」恬愉

恬，指安静；愉，指高兴、愉悦。恬愉，《淮南子》曰："无所好憎也。"指安静、乐观。

「10」贤人

张景岳曰："次圣人者，谓之贤人。贤，善也，才德之称。"孔子弟子三千，贤者七十二人，贤人狭义专指孟子，广义指贤能多才之人。本文指中古时期善于养生的人。

【评析】

一、"真人"是可望而不可即的养生最高目标

"真人"属养生者的最高层次，能把握天地阴阳的变化，真正超凡脱俗者。文中所论述的能"肌肉若一，寿敝天地，无有终时"的"真

人"属于传说中的神仙一类。

关于神仙，《养生论》中有详细的论述："夫神仙虽不目见，然记籍所载，前史所传，较而论之，其有必矣。似特受异气，禀之自然，非积学所能致也。至于导养得理，以尽性命，上获千余岁，下可数百年，可有之耳。而世皆不精，故莫能得之。"（其文意为：虽然人们不能凭着肉眼看到神仙，但是记事的书籍和记载的史实、历代史籍所传写的人物中，都明确地记述着神仙和神仙们的事迹，看来，世上一定有神仙的了。神仙们似乎是单独禀受了特异的物质，这种特异的物质源于自然，并不是长期学习就能够获得，也不是普通人能够达到的。但是，如果人们能采用导气养性的修身方法，便可使人享尽天年，修养最好者能达到一千多岁的寿命，最低也能获得几百岁的寿命，这都是能够实现的事。然而，世上的人都不精通导气养性的修身方法，所以没有人能够获得这样的寿命。）

"真人"是养生的最高目标。虽然"提挈天地，把握阴阳"的"真人"可望而不可即，但"呼吸精气，独立守神"的养生方法永远需要遵从。养生者要心中无"真人"，认识到现实中的"真人"并不存在，行动中要有"真人"，以"真人"为榜样，给自己制定养生的高目标作为努力方向，即使接近"真人"一小步，也是可喜的成就。

二、"至人"无己

"至人"养生的时期是中古，地位仅次于"真人"。庄子曰："至人无己。"（其文意为：道德修养高的人能顺应客观，忘掉自己。）"至人"虽然能"盖益其寿命而强"，但未达"寿敝天地，无有终时"的程度。

"至人"能力不及"真人"，虽不能像"真人"一样掌控天地阴阳，但会调和阴阳四时，也和真人一样，"饮石泉兮荫松柏""侣鱼虾而友麋鹿"，脱离世俗，到高山、大川中与自然融为一体，独处修炼。"至人"修炼程度，也能达"真人"样和自然气息相通，信息也相通的地步，"游行天地之间，视听八达之外"。能知天地阴阳，晓古今中外，可预测把握未来。《滕王阁序》曰："君子见机，达人知命。"（其文意为：君子能够看到细微的预兆，通达事理的人知道天命。）其中的君子即为"至人"，因"至人"最接近"真人"，可谓"半真人"。

被人们称为"药王"的孙思邈即这样的"半真人"，又被人们称作"孙真人"。《旧唐书·孙思邈传》记载：周宣帝时，孙思邈看出了后周时期的短命王朝迹象，"乃隐居太白山"。"隋文帝辅政"时，虽然他认识到隋文帝是个明君，有开皇之治的显著政绩，但他又洞察到"过五十年，当有圣人出，吾方助之以济人"。故隋文帝曰："征为国子博士，称疾不起。"但世事如棋局局新，"及太宗即位"时，他发现了新变化，新明君身边人才济济，已无须他的辅佐。"召诣京师，年已老，而听视聪瞭，将授以爵位，固辞不受。显庆四年，高宗召见，拜谏议大夫，又固辞不受。"孙思邈养生成就卓著，争议年龄在101～165岁，即使按最低年龄计算，在那个时代也是"至人"中的典范。

中外文献中记载了许多"至人"样的长寿老人，据《五杂组》载，生于夏代的彭祖，到商末时已经800岁，很明显这只是传说。《圣经·创世纪》中记载，在大洪水之前，人类的寿命都长得不可思议，长寿冠军是玛土撒拉，活了969岁，这纯属无稽之谈。但百岁以上老人古今都不少见，虽然生活方式和所处地域各有不同，且大都没脱离世俗，为平民中"俗人"，但"淳德全道"是他们的共同特点，是接近"至人"的人。

三、平和养生，"圣人"之则

中庸是指儒家的理论根源和道德标准，也是治疗疾病和养生的共同目标。古代"庸"与"用"通借，中庸即中用。中庸要求待人、接物时保持中正、平和，因时制宜、因地制宜、因物制宜、因事制宜。

治疗疾病的目的就是使失衡的阴阳恢复到中正、平和的状态。《黄帝内经·素问》中的《三部九候论》篇曰："无问其病，以平为期。"

《黄帝内经·素问》中的《至真要大论》篇曰："谨察阴阳所在而调之，以平为期。"《黄帝内经·素问》中的《生气通天论》篇中记载："阴平阳秘，精神乃治，阴阳离决，精气乃绝。"

养生的目的是保持人体阴阳平衡，不产生疾病。要达到阴阳平衡，需要调和阴阳。平和养生，"圣人"之则。平和首先与天地、自然相融合，顺从自然界的变化规律，这是各类养生者注重的共同点。

其次与周围环境和群体融合。到什么山上唱什么歌，很快适应新环境。《黄帝内经·灵枢》中的《师传》篇曰："入国问俗，入家问讳，上堂问礼，临病人问所便。"古代"新媳妇难当""三日入厨下，洗手作羹汤。未谙姑食性，先遣小姑尝。"这样进入到角色的"新媳妇"便会由"难当"变为"易当"。"圣人"与"至人"的去世离俗截然不同的是，融入世俗之中，其行为方式、穿着、喜好与周围环境和所处的群体保持协调一致，不标新立异，更不做出格的举动。与环境和周围群体格格不入者只能自讨没趣，不利于养生。

其三是与自己和。《黄帝内经·素问》中的《阴阳应象大论》篇曰："是以圣人为无为之事，乐恬淡之能，从欲快志于虚无之守，故寿命无穷，与天地终，此圣人之治身也。"（其文意为：所以懂得养生之道的人不做勉强的事，以安闲、清静为快乐，在清虚的环境中寻求最大的幸福，因此，他的寿命就无穷尽，与天地同寿。这就是懂得养生之道的人的养生方法啊。）恬惔虚无是"真人"的养生标准，"圣人"养生标准要求低一些，与自己和的方式是："无恚嗔之心""恬愉""自得""外不劳形于事，内无思想之患"。

以上"圣人"的养生方法三和叠加，则会"形体不敝，精神不散"，达百岁的目的。

四、"贤人"养生与天地交融

"贤人"是比"圣人"低一个层次的养生达人，术业有专攻，"贤人"侧重于养生的一个方面，相当于现代的专业人才。《黄帝内经》提出了"天人相应，人与自然是一个和谐的整体"，"人是一个有机的整体"的整体观念理论。本段论述的"贤人"一类人的养生，独重整体观念中的一部分，人与天地自然的和谐交融。

从古至今，真正能"法则天地，象似日月，辨列星辰"者凤毛麟角。五帝时期，先哲们"辨列星辰"，总结日月星辰的运行规律，配合人们日常生活的需要，制定出了计算时间的方法——历法。历法经历至封建王朝，由于它是皇帝颁发的，所以又称"皇历"，反封建运动后改称"黄历"。"黄历"作为人们日常生活必不可少的工具一直沿用至今。

星象学家通过对日月星辰的观察，发明了干支理论，中医学运用干支理论推演"五运六气"学说。荧惑守心是星象学中常见的术语，为火星在星宿内发生"留滞"与土星和天蝎座最亮恒星"心宿二"，三者依次连成一条直线的现象。历史上实际发生过的"荧惑守心"天象共38次。中国史籍中全部"荧惑守心"记录共23次。九大行星一定时间还会发生连珠现象。日月星辰变化对地球生物影响较大，观察它们的运行变化总结规律，以顺从适应变化。

"贤人""智贤"观察日月星辰变化，能够发现它们的运行规律和奥秘，这还需要"身闲"（有时间保证）和"志闲"（静心安闲）。"志闲"常常需要凝神静气样的专注，如现代书法、钓鱼、做气功活动样，即使"偷得浮生半日闲的人"也有益于身心。专注某项活动"志闲"程度决定养生效果。《养生论》作者嵇康如果"志闲"，就不会中年伤身；唐伯虎若要"志闲"，摒弃恶习，就不会早逝；陆游是"志闲"保持较好者，寿达85岁，诗词是他的精神寄托，接近养生"贤人"的标准。

"贤人""志闲"而专注，探索并发现自然界的规律，运用规律，故可以达到"益寿而有极时"的目的。"极时"的具体数字，也可接近"圣人"的"百数"。

本书介绍的4种养生达人，其中"真人"是上古时代保全"天真"最好者。中古时代的3类人中，"至人"去世离俗。"圣人""贤人"均没有脱离世俗。"圣人"是和世俗融洽相处者,"贤人"则和自然融通。随着现代科学的进步,人们正在进行着能达"真人"寿命的探索,能否将画景变为现实,实在是个未知数。现实生活中,"圣人"的养生方法是最值得遵从和借鉴的,掌握这些方法,寿达百岁绝非梦境。